高血压治疗与调养

GAOXUEYA ZHILIAO YU TIAOYANG

——高血压病防治专家谈

主　编　张明德　卜建学

副主编　曹应江　何伟华

编　者　（以姓氏笔画为序）

王慎旭　任于军　何伟华　何照国

邹　阳　张　坡　张国勇　陈凤凤

徐银肇　唐　南　黄　志　黄咏梅

曹应江

河南科学技术出版社

·郑州·

内容提要

本书由长期从事心血管疾病防治工作的临床专家编写,共分五章;首先简单介绍高血压的基本概念和患者关心的问题;接着从正确认识高血压、早发现早治疗、生活调养、中医特色疗法等几方面进行详细地阐述;最后对高血压患者的合理用药及特殊人群高血压的治疗问题给予具体的指导意见。本书内容科学,文字通俗,实用性强,适合高血压病患者及其家属、基层医务人员阅读参考,也是广大中老年朋友防病和自我保健的常备用书。

图书在版编目(CIP)数据

高血压治疗与调养. 张明德,卜建学主编. —郑州:河南科学技术出版社,2017.7(2018.11重印)
ISBN 978-7-5349-8655-0

Ⅰ.①高… Ⅱ.①张… ②卜… Ⅲ.①高血压-防治 Ⅳ.①R544.1

中国版本图书馆 CIP 数据核字(2017)第 062683 号

出版发行:河南科学技术出版社
北京名医世纪文化传媒有限公司
地址:北京市丰台区丰台北路 18 号院 3 号楼 511 室 邮编:100073
电话:010-53556511 010-53556508
策划编辑:杨德胜
文字编辑:刘新瑞
责任审读:周晓洲
责任校对:龚利霞
封面设计:蔡丽丽
版式设计:王新红
责任印制:陈震财
印 刷:河南新华印刷集团有限公司
经 销:全国新华书店、医学书店、网店
开 本:720 mm×1020 mm 1/16 **印张:**9.75 **字数:**153 千字
版 次:2017 年 7 月第 1 版 2018 年 11 月第 2 次印刷
定 价:30.00 元

如发现印、装质量问题,影响阅读,请与出版社联系并调换

前　言

　　健康与疾病是全社会都非常关心的问题,它不仅关系到每一个人的生命及家庭的幸福,而且也是影响社会发展与稳定的重要因素。随着医学水平的提高、医学模式的改变及医学知识的普及,医患关系的观念已由"被动就医"向"指导合作型""共同参与型"的模式转变,自我调治疾病的方法得到人们的普遍重视。

　　心血管疾病已是威胁人类健康的头号杀手,现已占人类死亡原因的第一位,而高血压又被称为人类健康的"无形杀手",它的并发症引起的死亡约占心血管疾病死亡的 45%,每年死亡人数约 940 万。为此"世界高血压联盟"把每年的 5 月 17 日设定为"世界高血压日"。1998 年我国卫生部也正式确定每年的 10 月 8 日为"全国高血压日",在全国范围内掀起了防治高血压宣传活动的高潮。高血压病是一种以动脉血压升高为特征,严重影响人们健康和生活质量的常见病、多发病,又是引起冠心病、脑卒中、肾衰竭、眼底出血的最危险因素。高血压的平均自然病程约为 19 年,患有高血压病的人比血压正常人的寿命大约平均缩短 20 年。随着人们物质生活水平的提高和工作节奏的加快,高血压病的患病率有逐年上升的趋势。据报道,我国目前 18 岁及以上的人口高血压患病率高达 33.5% 左右,估计高血压病患者已超过 3.3 亿人,60% 的心血管疾病(CVD)可归因于高血压,并有向年轻化发展的趋势,而且有患病率高、致残率高、病死率高和知晓率低、服药率低、控制率低的"三高""三低"现象。由于各地区医疗条件和人们素质的差别很大,有些人患了高血压病,自己并不知晓;有的人被检查出高血压病,因无任何自觉症状,不影响正常生活及工作,故未及时治疗,结果延误了时机,直至出现并发症才重视起来。

　　为了普及高血压相关科学常识,我们组织编写了《高血压治疗与调养》一书,以帮助人们能够了解高血压与高血压病的概念,掌握正确的高血压病预防、治疗、生活调养的方法,以期降低发病率,提高治疗效果,减少并发症及致残率。

　　本书作者均为心内科临床医师,在总结多年的实践经验的基础上,结合国内外文献上发表的有关高血压发病与防治最新资料,精心编撰而成。主要包括以下 5 个方面内容:概论——应当了解的基本知识和患者关心的问题;认识疾病——尽早防治高血压;细节决定健康——高血压患者调养方法;中医特色疗法——治疗高血压小妙招;高血压合理治疗——专家指导意见等。在编写过程中,我们注重内容科学性、观点新颖、防治方法种类多、简单易行而且安全,一些重点知识内容及操作方法,采用"小贴士"等形式予以提示。本书适于广大群众,特别是中老年朋友和高血压易发人群阅读,也可供基层全科医生及从事疾病防控工作者参考。需要说明的是,由于疾病是复杂多样、千变万化的,加之高血压患者存在个体差异,读者如参考应用书中介绍的治疗药物或治疗方法时,若有疑问,应当咨询医生,在医生指导下正确地运用,切不可生搬硬套的"对号入座",以免引起不良后果。

在此,向支持和关心本书出版的领导和同仁,以及出版社的编校人员致以诚挚的谢意! 同时,衷心希望广大读者了解、学习医学科学知识,掌握防病知识,保持身体健康! 也祝愿患者能战胜疾病,早日康复,享受健康幸福的人生!

解放军第一五〇医院心血管内科　主任医师

张明德　卜建学

2016 年 9 月

目　录

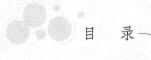

第一章

概　述

第一节　基本概念

高血压是一种古老的疾病，100多年前Riva-Rocci发明了袖带血压计后，医学界才对高血压的生理和病理意义有了认识。20世纪50—60年代，医学界开展了大量人群血压分布及血压与心血管病关系的流行病学和临床研究，证实了高血压是引起心血管病的主要危险因素。

一、什么是血压，何为高血压

随着人民医疗卫生保健知识的不断提高，大家对自己的健康越来越关心，有很多人十分关心自己的血压是否正常，是不是患有高血压？在介绍高血压之前，先了解一下什么是血压？

1. 血压的定义　所谓血压是指血液在血管内流动时，对血管壁产生的单位面积侧压。

由于血管分动脉、毛细血管和静脉，所以，也就有动脉血压、毛细血管压和静脉压。通常说的血压是指动脉血压。血管内的血液，犹如自来水管里的水一样。水对水管的压力，犹如血液对血管壁的压力。水的压力取决于水塔里的水容量多少和水管面积大小。水塔里的水越多，水对水管的压力就越大，反之，水塔里的水逐渐减少，水对水管的压力也减小；血压也是如此，当血管扩张时，血压下降，当血管收缩时，血压升高。用血压计在肱动脉上测得的数值来表示，以毫米汞柱（mmHg）或千帕斯卡（kPa）为单位，这就是血压。

平时说的血压包含收缩压和舒张压。收缩压（也称高压）是指心脏在收缩时,血液对血管壁的侧压力,此时动脉内的压力最高;舒张压(也称低压)是指心脏在舒张时,动脉弹性回缩产生的压力,此时动脉内的压力最低。医生记录血压时,如为120/80mmHg,则120mmHg为收缩压,80mmHg为舒张压。按国际单位表示"千帕斯卡(kPa)",换算的方法:1mmHg = 0.1333kPa,那么120/80mmHg相当于16/10.7kPa。

2. 血压的标准和高血压的概念　按照世界卫生组织(WHO)建议使用的血压标准是:凡正常成年人收缩压应＜140mmHg(18.7kPa),舒张压＜90mmHg(12kPa)。在未使用降压药物的情况下,非同日3次测量血压,成年人收缩压≥140mmHg,舒张压≥90mmHg,即可诊断为高血压。

需要说明的是:血压值在上述两者之间,诊断高血压时,必须多次测量血压,至少有连续2次测量血压的平均值达到或高于以上标准才能确诊为高血压。仅1次血压升高者尚不能确诊,但需随访观察。

3. 高血压有哪些症状　高血压的症状因人而异。早期可能无症状或症状不明显,仅仅会在劳累、精神紧张、情绪波动后发生血压升高,并在休息后恢复正常。随着病程延长,血压明显的持续升高,逐渐会出现各种症状。此时被称为缓进型高血压病。缓进型高血压病常见的临床症状有头痛、头晕,注意力不集中,记忆力减退,肢体麻木,夜尿增多,心悸、胸闷、乏力等。当血压突然升高到一定程度时,甚至会出现剧烈头痛、呕吐、心悸、耳鸣、眩晕等症状,严重时会发生神志不清、抽搐。这就属于急进型高血压和高血压危重症,多会在短期内发生严重的心、脑、肾等器官的损害和病变,如心肌梗死、脑卒中(俗称脑中风)、肾衰竭等。症状与血压升高的水平并无一致的关系。

4. 不同情况下理想的目标血压　高血压病患者的正常(或理想)血压是多少? 不少人认为血压只要达到140/90mmHg左右就是正常了、安全了。这是错误的! 绝大部分高血压病患者的"正常的、理想的血压"水平是收缩压低于120mmHg,舒张压低于80mmHg,这是国际上通用的标准。

人群调查发现,40－69岁病人当血压高于115/75mmHg以上时,血压每增加20/10mmHg,卒中和缺血性心脏病的发病率就增加1倍;收缩压降低10～14mmHg和舒张压降低5～6mmHg,就相当于卒中减少2/5,冠心病减少1/6。即使是轻度高血压病患者在伴有某些心血管危险因素,如高血脂、吸烟、糖尿病、肥胖等时,若收缩压持续降低12mmHg,超过10年,则每治疗11个病人即可预防 1 人死亡。因此，每位高血压病患者都不能忽视血压 10/5mmHg 的升高。

老年人的血压正常标准应该和年轻人一样，并且同样程度的高血压病老年人危险性更大。

高血压病伴有糖尿病的患者血压更应降低一点好，至少应将收缩压降到≤130mmHg，舒张压降到≤80mmHg，有糖尿病的患者血压≥130/80mmHg 时就应服降压药，而不是 140/90mmHg。

当高血压合并肾功能不全，尿蛋白排出每日超过 1g 时，目标血压更低，血压应<125/75mmHg。但没有明确血压降到多少为最低限度。

对脑卒中的患者，如果是脑出血，大多直接与血压升高有关，脑梗死与血压升高的关系相对要少一些，有相当一部分正常血压者也因其他危险因素引起脑梗死。在我国，脑梗死患者合并有高血压比西方要多，占到 50%～70%。尤其是曾经发生过卒中的患者，要注意血压的平稳。有条件应该做 24 小时血压监测，如果有昼夜节律，并且发现夜间血压过低，一定不要在入睡前服用降压药或日间服用过量的降压药，以免发生清晨再梗死。所以发生过卒中的病人应特别当心自己的血压，血压不能过高或过低，过高会加速动脉硬化，过低会使血管内血流减慢，易再次堵塞。

刚刚发生心肌梗死的患者应选择对心脏有保护作用的降压药，并且一般舒张压维持在 80mmHg 左右，不能低于 70mmHg。与脑梗死一样，心脏供血靠舒张期压力，过高、过低都是不利的。

老年高血压病病人也应将血压控制在 120/80mmHg 左右，只是由于老年人有一半左右是单纯收缩压升高，由于在降收缩压的同时舒张压必然也会下

> **小贴士：理想的血压及不同情况下的目标血压水平**
>
> 理想的血压水平是：收缩压低于 120mmHg，舒张压低于 80mmHg。
>
> 高血压病伴糖尿病的患者收缩压应降到低于 130mmHg，舒张压降到低于 80mmHg。
>
> 当高血压合并肾功能不全，出现大量蛋白尿时，血压更要低于 125/75mmHg。
>
> 高血压伴冠心病，血压应降到 130/80mmHg。

降,但又不能降得太低,因此只能将收缩压控制在 140mmHg,甚至 150mmHg。

总之,不同情况下的目标降压水平是不同的,因此理想的血压也有所不同,最常见的大批轻、中度早期高血压病患者血压应尽量控制在 120/80mmHg 左右为宜。

二、高血压与高血压病的区别

在现实生活中,不少人常把高血压和高血压病混同起来,认为只要发现高血压就是高血压病,或者把高血压病简称为高血压,其实它们是两种不同的概念。

1. 高血压 高血压只是一个症状,不能算是一种独立的疾病。许多疾病都可能出现血压升高的现象:①肾疾病,各种原因引起的急性或慢性肾小球肾炎、肾盂肾炎和肾病,以及肾动脉狭窄;②内分泌性疾病,如原发性醛固酮增多症、嗜铬细胞瘤、库欣综合征等,过度分泌可引起血压升高的物质;③药源性高血压,如口服避孕药、甘草、类固醇、非甾体类抗炎药等;④其他如妊娠期高血压、主动脉缩窄、多发性大动脉炎、阻塞性睡眠呼吸暂停低通气综合征等。血压升高仅是这些疾病中的一种临床表现。在高血压人群中继发性高血压占5%～10%,但由于这种高血压是继发于上述疾病之后,通常称为继发性高血压或症状性高血压。

2. 高血压病 高血压病是一种独立的疾病,又称原发性高血压,占高血压病人的 90%以上。其发病原因目前尚不完全清楚,临床上以动脉血压升高为主要特征,但随着病情加重,常常使心、脑、肾等脏器受累,发生功能性或器质性改变,如高血压性心脏病、心力衰竭、肾功能不全、脑出血等并发症。原发性高血压多见于中老年,常常有高血压家族史、身体偏胖、口味重(偏咸、偏油腻)、饮酒等危险因素,病情进展缓慢,不少患者是在体检或因其他疾病就医时才偶然发现有高血压。

由于病因病理不同,治疗原则也不相同。原发性高血压只有积极治疗高血压,才能有效地防止并发症;继发性高血压首先是治疗原发病,才能有效地控制高血压发展,仅用降压药控制血压是很难见效的。所以,临床上遇到高血压病人,通过患者提供的临床病史,结合体格检查和常规实验室检查,通常可以对继发性高血压进行简单的筛查。根据初步筛查结果和具体病情分别进一步做腹部超声、CT 或 MRI 检查以及动脉造影、血浆肾素活性、血及尿醛固酮、血及尿儿茶酚胺等特定检查以明确诊断。必须排除其他疾病所致的高血压,才能诊断为高血压病(表 1-1)。

表 1-1　高血压的分级标准

类别	收缩压(mmHg)	舒张压(mmHg)
正常血压	<120	<80
正常高值	120~139	80~89
高血压	≥140	≥90
1 级高血压(轻度)	140~159	90~99
2 级高血压(中度)	160~179	100~109
3 级高血压(重度)	≥180	≥110
单纯收缩期高血压	≥140	<90

注:1. 此表是 2000 年"中国高血压治疗指南建议"的,目前国内仍采用的高血压诊断标准

2. 如患者的收缩压与舒张压分属不同的级别时,则以较高的分级标准为准。单纯收缩期高血压也可按照收缩压水平分为 1,2,3 级

三、高血压的发病原因及诱发因素

为什么会得高血压?"冰冻三尺,非一日之寒",对于高血压的发生用这句话来形容也是非常符合的,高血压的发生并不是突然产生的,而是和人们长期所处的环境以及不良的生活习惯有着直接的关系,下面就让我们详细地了解一下相关的内容。

1. 与年龄有关　发病率有随着年龄增长而增高的趋势,40 岁以上者发病率高。

2. 更年期　女性更年期前患病率低于男性,更年期后高于男性。

3. 有地理分布差异　一般规律是高纬度(寒冷)地区高于低纬度(温暖)地区。高海拔地区高于低海拔地区。

4. 季节　同一人群有季节差异,冬季患病率高于夏季。

5. 与饮食习惯有关　人均盐和饱和脂肪摄入越高,平均血压水平越高。经常大量饮酒者血压水平高于不饮或少饮者。

6. 与经济文化发展水平呈正相关　经济文化落后的未"开化"地区很少有

高血压,经济文化越发达,人均血压水平越高。

7. 精神压力与体力活动 患病率与人群精神压力呈正相关,与体力活动水平呈负相关。

8. 与遗传因素有关 大约半数高血压患者有家族史。父母均患高血压者,其子女患高血压概率高达45%。所以血压有一定的遗传基础。直系亲属(尤其是父母及亲生子女之间)血压有明显相关。不同种族和民族之间血压有一定的群体差异。

9. 其他原因

(1)肥胖者发病率高,体重指数(BMI)≥24者发生高血压的风险是体重正常者的3~4倍。

(2)长期服用避孕药。

(3)睡眠呼吸暂停低通气综合征。

在现代社会中,预防高血压病,从青少年、壮年就应当注意。控制过度肥胖,是极为重要的环节。高血压、冠心病都与肥胖有直接的关系。不要因为个别肥胖者没有高血压,肥胖就可以忽视。

轻度高血压,临床症状不明显的,不必服用降压药,注意劳逸结合,保持充足睡眠,适当运动,一部分人血压可恢复正常。

第二节 高血压病患者关心的一些问题

高血压病不仅是一种常见病、多发病,尤其是中老年人的最为常见的疾病,而且还是心脏病、脑卒中、肾衰竭等严重疾病最主要的危险因素。据最新统计显示,高血压病人不仅逐年增多,而且发病年龄趋于年轻化,高收入、高职位、多应酬的高级白领已成为高血压的"新宠"。高血压之所以有向低龄化的高级白领发展的趋势,是因为这些人大多工作压力大,不注意劳逸结合和坚持适当的体育活动,吸烟饮酒,应酬不断,高钠盐饮食等。即使有的人知道自己已经患了高血压也不以为然,不用药也不看医生。实际上,高血压是人类健康的第一杀手,高血压可以导致脑出血、心脑梗死、动脉硬化、肾病等多种并发症。据统计,我国目前每22秒因心血管疾病致残1人,临床上出现偏瘫、失语,丧失了活动能力等,有严重的智力和体力障碍。高血压病现状具有三高三低三不特点,"三高"——高患病率、高致残率、高病死率;"三低"——低知晓率、低控制率、低治疗率;"三不"——不喜欢服药、不按规律服药、不发病不吃药。接受降压治疗的患者中血压达标率为 27.4%。更令人担忧的是,高血压导致的心脑血管疾病患者已越来越明显地年轻化,2015 年流行病学调查表明,25—34 岁年龄段患病率已达 24.4%。因此,提高对高血压病的认识,对早期预防、及时治疗有极其重要的意义。下面就讨论大家最关心的一些问题。

一、偶然血压升高是高血压吗? 怎么办

在医院门诊,经常有病人说:医生,我头痛、头晕,一量血压 150/90 mmHg,是高血压吗? 给我开点降压药吧!

在体检的时候,有人量血压>140/90 mmHg,特别是 30—50 岁的中年人,非常担心自己患上高血压了,急急忙忙赶来心内科门诊就诊。

其实,一次血压升高,是不能被诊断高血压的。

不论是血压正常的人还是高血压患者,一天当中,血压都是持续波动的,在过度劳累、情绪紧张焦虑、偶然失眠、寒冷或者炎热、咳嗽、饮食及用力大小便等,都会引起血压升高,在比较敏感的人身上多会出现头晕、头痛等反应。

还有在体检的时候,如果环境不好,赶时间、排队等情况,都可能影响血压。这种暂时性的血压升高,一般是可以恢复的,大多数不影响健康。

1. 观察血压是不是真的高 发现血压升高,应该首先重复测量,以保证结果是准确的。先静下心来休息 15~30 分钟,然后按照标准的姿势重新测量 2~3 次。不论结果是否正常,在之后的几天里面,再重复测量几遍,看看结果是不是正常。连续 3 次(不同日测量)血压>140/90 mmHg 就要当心真的是高血压了,及时去心内科医生就诊。

如果结果总在正常和不正常之间波动,也最好去医院看看,必要时做一个24 小时动态血压,了解 24 小时内血压的波动情况,是否血压高,什么时间高,有多高,使医生能够根据血压情况,做出诊断和处理。

2. 明确诊断,对症下药 如果真的是高血压,先不要害怕、沮丧,也不要着急吃降压药,应该去心内科就诊,看看血压是原发性高血压还是继发性高血压。原发性高血压是找不到引起血压高原因的,占了高血压的 95%。还有一类是继发性高血压,就是其他疾病引起的高血压,引起高血压的疾病治好后,血压就

可能恢复正常。像肾病(肾动脉狭窄)、内分泌疾病、血管炎等疾病,都有可能引起高血压。在诊断高血压时,医生会根据患者的情况,选择适合的检查,来明确高血压的原因,也便于下一步的治疗。

3. 在医生指导下吃药 很多朋友有这样的想法:发现自己血压高,就问患有高血压的朋友吃什么药,然后自己也选同样的药物。这种做法不可取,原因有两个。

(1)有些高血压可以先不吃药:高血压需不需要吃药,不仅仅看血压情况的高低,还要看发生心血管意外的风险大小。医生会参考患者的年龄、家里有没有心脏病患者、有没有肥胖、高血脂、糖尿病等危险因素,还要做一些检查,了解心脏、血管的健康情况。有时候大家会看到诊断写"高血压1级,中危"这样的字眼,就是医生判断的高血压级别,还有危险程度。危险程度不同,后续的治疗也不一样。低危的患者,可以先试试不吃药,通过改善生活方式来控制血压。

(2)吃什么药,需要医生来判断:降压药的种类有很多,比如:钙离子拮抗药,如氨氯地平、硝苯地平等;利尿药,如氢氯噻嗪、螺内酯等;β受体阻滞药,如美托洛尔、阿替洛尔、拉贝洛尔等;血管紧张素转换酶抑制药(ACEI),如依那普利、贝那普利等;血管紧张素Ⅱ受体阻滞药(ARB),如氯沙坦、缬沙坦等。除了这几类一线用药,还有一些传统的复方制剂和新型的复方制剂,如北京降压0号等。

另外,药物像阿司匹林、他汀类的调脂药,虽然不降压,但对于预防心脑血管意外有帮助,也需要医生衡量风险之后决定要不要给患者服用。

不同类的药物不良反应都不一样,医生会根据药物的适应证、指南进行选择。出现不良反应,比如用血管紧张素转换酶抑制药(ACEI)后有些患者出现咳嗽,用利尿药后出现低钾,服用钙离子拮抗药的时候出现下肢水肿等,也会及时调整用药。所以,大家一定不能自行购买、服用这些处方药,以免对身体造成伤害。高血压的成因复杂,想把血压控制好不是一朝一夕的事情,及时寻求医生的帮助,和医生一起合作,使用最安全、最有效的药物与方法。

二、高血压病患者在门诊应做哪些基本检查

高血压患者在门诊就诊过程中做一些常规检查,要让患者明白做这些检查的目的:①明确引起血压异常升高的病因,鉴别原发性与继发性高血压;②明确

高血压病情严重程度;③明确是否存在合并症如高脂血症、糖尿病、痛风等,以及心、脑、肾并发症,如冠心病、卒中、肾功能不全等。为此,患者应做下列常规检查。

1. 常规体格检查 检查心率、心脏大小,心、颈部、腹部有无杂音,双侧桡动脉(腕部拇指内侧)、双侧足背动脉(系鞋带处)搏动是否对称,首次检查应测两侧上肢的血压,必要时测四肢血压。

2. 尿常规(清晨第一次中段尿,尤其是女性患者应避开月经期)检查 了解有无早期肾损害,高血压是否由肾疾病引起,以及是否伴有糖尿病等。尿中有大量蛋白尿(┼～┼┼┼)≥150～300mg/dl、较多的红细胞、白细胞、管型,则应考虑慢性肾炎或肾盂肾炎所致的继发性高血压或与原发性高血压同存。若尿中有少量尿蛋白(<150mg/dl)或少量红细胞(≤5 个/高倍视野),提示可能是原发性高血压所致的肾损伤;若发现尿糖,则需进一步查血糖,以判断是否患糖尿病。为了避免误差,留取尿液标本应使用清洁容器。此外,还要注意尿 pH(酸碱度),正常时在 5～7,若≤5 为偏酸,≥7 为偏碱。尿过酸或过碱都会引起肾结石。

3. 血液生化检查 包括肾功能(尿素氮、血肌酐、血尿酸);电解质(钾、钠、氯)、血脂、空腹及餐后 2 小时血糖(服 75g 含水葡萄糖或吃 100g 馒头)、血黏度等,进一步帮助明确高血压是否由肾疾病引起,或判断高血压对肾的影响程度,是否存在某些合并症,如糖尿病、高脂血症等。

4. 眼底检查 了解小动脉病损情况,以便对高血压病患者分级。例如视网膜小动脉普遍或局部狭窄表示小动脉中度受损;视网膜出血或渗血,或发生视盘水肿,表示血管损伤程度严重。总之,高血压性视网膜病变能反映高血压的严重程度及客观反映周身小血管病变的损伤程度,眼底检查对临床诊断、治疗及估计预后都有帮助。

5. 心脏超声、心电图 可以了解病人有无左心室肥厚,左心房是否增大,心脏有无扩大,有无高血压性心脏病变。是否存在心肌损伤或合并冠心病等。对有频发期前收缩或有阵发性心前区疾病的病人都应做 24 小时动态心电图监测,以进一步了解病人的心律状况,以便合理指导用药时间、剂量。

6. 其他检查 超声和 CT 检查。颈动脉超声检查了解有无颈动脉粥样斑块形成及血管内膜有无增厚。因为颈动脉是心脏向上泵血到头颈部的必经之路,是全身血管内压力最大的部位,最容易由于过高的血压使血管内膜受损伤,是反映全身大血管病变的一个敏感指标,也可同时做股动脉超声。对有长期吸烟史、高血压合并糖尿病者,疑有大脑中动脉狭窄者,也可做脑动脉、颈内动脉螺旋 CT;疑有冠心病者可做冠状动脉螺旋 CT(CTA)或磁共振成像(MRI)检查以排除冠状动脉狭窄。

根据病人情况,必要时可做血肾素活性及血醛固酮的测定;可做腹部肾上腺增强超薄层扫描,以进一步确定是否为肾上腺病变所引起的原发性醛固酮增多症。此外,肾 B 超可了解双肾大小,肾内结构是否异常、清晰,肾上方的肾上腺大小形态是否正常及腹主动脉两侧有无肾上腺的肿瘤,如嗜铬细胞瘤。

三、高血压可采取手术治疗吗

有的高血压病人,长期服用降压药无效,后经进一步检查,发现是肾动脉狭窄引起的高血压,经过手术治疗而彻底痊愈。原来患者不是多数人得的那种原发性高血压。

高血压分为原发性和继发性。原发性高血压的发病原因尚未完全弄清,可由血管弹性变化等多种因素所引起。继发性高血压可由于肾疾病、内分泌疾病等所致,可查明其病因,故又称其为症状性高血压,如各种肾病、肾上腺的嗜铬细胞瘤等。而肾动脉狭窄性高血压是继发性高血压中最常见的一种,占高血压病人的 5%～10%。引起肾动脉狭窄的原因很多,如动脉粥样硬化、纤维肌肉发育异常、多发性动脉炎,还有少见的一侧或双侧肾动脉发育不全等。在我国,多发性大动脉炎是常见的原因,占全部肾动脉性高血压的半数以上。这种高血压往往用药不灵,动"刀"则灵。

肾动脉狭窄性高血压有如下临床表现:①本病虽可发生于任何年龄,但在 30 岁以下者较多见;②病史较短;③突然发生明显的高血压,或原有高血压突然加重;④无高血压家族史;⑤降压药物疗效不佳;⑥上腹部或腰部脊肋区可闻及血管杂音;⑦腰部外伤史。当然,需进一步检查,要依靠肾动脉造影方可确诊。

由于肾动脉狭窄性高血压用药物治疗难以控制,因此,对单侧肾动脉狭窄的病人,过去往往采用一侧肾切除的方法。随着医疗技术水平的提高,肾动脉重建手术和经皮腔内动脉成形术(PTA)是治疗本病较好的方法。采用手术结果使肾动脉变通畅,肾血流恢复正常,使肾内的血压调节系统恢复。目前对短段狭窄者可行介入治疗、PTA及血管内支架置入,其效果也很好。然而,长段狭窄闭塞者应选择手术治疗,行腹主动脉-肾动脉旁路移植术,手术效果颇佳,术后可立竿见影地使血压恢复正常。因此,患高血压用药效果不佳,特别是青年人的高血压,应进一步详细检查,以免误诊误治。

还有肾上腺瘤引起的肾性高血压也可通过需要手术切除肾上腺瘤的方法根治高血压。

四、高血压病患者如何自我调整用药

高血压病的治疗应遵循"量体裁衣""个体化"的治疗方针,每个高血压病病人都应该学会给自己当"裁缝",按自己的血压特征为自己设计一个治疗方案。俗话说"久病成良医",要掌握治疗诀窍,进行自我保健,对高血压病病人延年益寿是至关重要的。

高血压病病人的血压变化与正常人比较,有哪些特征?

1. 药物反应不同 不同年龄的病人对不同的降压药物的降压反应及不良反应不同,如钙拮抗药硝苯地平、非洛地平、尼群地平等对中青年人、更年期女性高血压病人常会出现心悸、面红、头痛等交感激活的不良反应,从而抵消了降压作用,使降压疗效较差。但老年高血压病病人相对反应较小,降压疗效也较好。此外,钙拮抗药对高血压病病人降压特点是血压越高,降压幅度越大,血压偏低时也不会把血压降得非常低。对血压正常的冠心病病人,硝苯地平类药物用于治疗心绞痛,但无明显的降血压作用。

2. 血压波动性大 虽然正常人24小时血压也有波动,但多在正常范围内。高血压病病人血压受各种环境因素影响波动大,血压持续高于正常,大多呈"双峰状",即清晨到整个上午和下午三四点到晚上这段时间呈上升趋势,尤其在清晨醒后血压马上会急剧上升。血压忽高忽低,更容易造成对心、脑、肾的损害。

3. 昼夜节律不同 约1/3的高血压病病人的夜间血压接近于白天,而正常人大多有昼夜节律即平均夜间血压比白天下降约10%。对无昼夜节律者由于晚上心血管得不到充分的"放松",这部分人易发生左心室肥厚的病变。对夜间血压较高的人,应注意降低夜间的血压,使血压节律恢复正常,从而逆转左心室肥厚。

高血压病人特别是中老年患者,请医生根据你的血压、心率、血糖、血脂等情况制订一个初步的"量体裁衣"的方案。应尽可能服用中、长效降压药,一天吃药 1 次或 2 次,减少血压波动,力争 24 小时平稳降压。服药时应注意以下几点。

小贴士:温馨提示

高血压病患者千万不能自己任意加量用药或自行停止用药,应该由医生为你选择一组能够最大限度地降低血压,同时又能使不良反应降到最低的、适合于你的降压药。

(1)不能擅自乱用药物:降压药有许多种,作用机制也不一样。不同类型的高血压,其发病机制也不完全一致。因此,高血压患者的药物治疗应在心内专科医生指导下,按病情轻重和个体差异分级进行。

(2)不能不测血压,仅凭自我感受服药:一些患者无不适感时少服一些,头晕不适就加大剂量。其实自觉症状与病情轻重并不完全一致,血压的过高过低都是有危害的。正确的做法是自行监测血压,高血压患者血压控制稳定的,每周监测 2 次;血压尚未控制稳定的,每天都要测量,发现血压有 1 周左右的异常情况时及时请心内专科医生指导药物调整。

(3)合理联合用药:除轻型高血压外,尽量不要单一用药。联合用药的优点是,产生协同作用,减少每种药物剂量,抵消药物不良反应。一般当服用一种药物疗效不佳时,不要盲目加大剂量,如硝苯地平由每天 3 次,每次 1 片(10mg)加到每次 2～3 片,或珍菊降压片中所含的利尿药(氢氯噻嗪)每天总量高达30～45mg,过大剂量的利尿药会造成血糖、血脂、血尿酸均升高,而硝苯地平剂量加大,心慌、面红、足踝水肿不良反应也会增大。因此,应在这种每天 3 次,每次 1 片的基础上加用第二种药物,联合用药效果会更好,不良反应小。

(4)血压并非越低越好:短期降压幅度最好不要超过原血压的 20％,因为血压降得过快或过低,会使患者感到头晕、乏力,还可诱发脑血栓等严重后果,老年人尤为多见。

(5)不能间断服药:血压得到控制,那是药物作用的结果,但导致血压异常的身体因素仍然存在,所以一旦确诊为高血压,就须长期服药。

(6)勿频繁换药:对于高血压患者,如果血压偶尔波动,建议临时再加用一些降压药,但不推荐反复换药,每一种药物起到稳定的降压作用都需一定的时间。

(7)忌临睡前服药:降压药物的使用时间应根据动态血压监测的结果决定,如果是夜间血压高,应该晚上吃;如果是白天血压高,应该早上吃;如果是凌晨血压高,应该使用长效制剂。绝大多数患者是白天血压高,如果不恰当地晚上用药,反而容易引起低血压、器官供血不足,甚至诱发脑血栓、心绞痛、心肌梗死等。

(8)高血压治疗需要采取综合性的措施:除选择适当的药物外,还要注意劳逸结合,低盐低脂饮食,适当参加文体活动,避免情绪激动,保证充足睡眠,控制体重等。

(9)降压要达标:血压越高,心脑血管事件发生率也越高,实现降压达标是改善高血压患者预后的关键。

五、降压药物是否要严格按时服用

一天中,血压不是恒定的,是呈现自发性的波动。人在睡眠时,血压可大幅度下降。白天的血压升高与觉醒及活动有关。也就是说,睡觉醒后,血压逐渐升高。许多研究表明,上午 10:00(8:00－11:00)和下午 3:00－5:00 血压最高,脑出血的好发时间是上午 10:00。

一般药物作用是在服药后 30 分钟出现,2～3 小时达高峰。因此,上午7:00 和下午 2:00 服药最为合适。我们还可将服药时间进一步简化,即起床后服药。如果中午不休息,则可在午饭后 1 小时左右服药。为使血压在一天 24小时中处于稳定状态,提倡使用长效制剂。长效制剂每天服用 1 次,任何时间服用均可,特别是谷峰比值高的药物。但要每天在同一时间服用,最好还是早晨起床后服药。如果你在白天经常忘了服药,晚上临睡前又服用降压药,很可能使血压在夜间降得太低,容易诱发脑缺血性中风。在致命的脑血管意外中,约 40％与低血压有关。所以,老年高血压病人不宜睡前服药。

动态血压监测表明,正常人血压在 24 小时会出现波动,可出现前面所述的两个高峰和两个低谷。医学研究也表明,血压正常的人处于安静状态时血压也会自然下降,特别是在入睡后 2 小时左右,血压下降最为明显。高血压病人服用降血压药物后,其药效大多是在 2 小时后起作用。有许多高血压病人喜欢在睡觉之前服用降压药物,以维持血压的正常,在这个时间服降血压药物,就会在

13

入睡后 2 小时药物发挥最大的作用。这样,药物的高效期就与人体安静状态时血压自然下降期互相重合了,使药效和人体自然调节发挥了双重作用,从而出现了病人的血压幅度下降,使心、脑、肾等重要器官出现明显的供血不足,导致脑血流量减少和血液循环速度减慢等,致使血液中的血小板和纤维蛋白等附着于血管内膜上,凝集成栓子。如果脑血管的某一支被阻塞,出现脑血栓形成,发生缺血性中风,严重者会有生命危险。

中老年高血压病人,尤其是有动脉硬化者,要记住,凡是在夜间 22:00 到凌晨 6:00,血压较白昼下降＞10％的高血压病人,就不要在睡觉前服用降血压药物。高血压病人每天的最后一次的服降压药的时间,应该安排在睡前三四个小时为宜,让药物的起效时间错开入睡后血压下降的时间,以防止脑血管意外的发生。然而,有的高血压病人是否要在睡前服药,却要依据具体情况而定。如果病人的心、肾已受到损害,血压的昼夜波动幅度减少或消失,在夜间血压持续升高,这类高血压病人就必须在晚上服用降血压药物,以免引起慢性损害,导致心脏病发作和卒中。

> **小贴士:专家提醒**
>
> 高血压患者什么时候要服药治疗呢?一般说,经过不同日数次测压,血压均≥150/95mmHg,即需要治疗。如果患者有以下危险因素中的 1～2 条,血压≥140/90mmHg,就要治疗。这些危险因素是:老年、吸烟、肥胖、血脂异常、缺少体力活动、糖尿病等。

六、血压高需要终身治疗吗

一份调查表明,只有 53％的人测过血压,但知道自己血压水平的人仅为 4％;高血压患者中服药治疗只有 5％,血压得到控制却只有 4％以下。

据美国的一份调查报告显示,美国有 1/2 左右的高血压病人不知道自己患病。我国据现有资料报道,有半数以上的高血压病人未被发现。这是由于高血压病的初期到中期都缺乏特异的症状。这部分人被称为"糊涂"病人。

还有些人虽然已被确诊为高血压病,但自己以为自觉症状尚可,或对吃药感到厌烦,而拒绝服用降压药。这些人自恃"自我感觉良好",与健康人一样劳动、生活,常做出使血压进一步增高的行为。终有一天,他们的身体会难以承受。

1. 高血压几宗"罪"　高血压是一种严重影响人民健康和生活质量的常见病、多发病，又是引起冠心病、脑卒中、肾衰竭的最危险因素。

高血压是目前公认的引起卒中的首要危险因素，且血压的高低和高血压持续的时间与卒中的发生率成正比关系。如果高血压长期得不到控制，将大大增加卒中的发生机会，即使无明显症状的高血压病患者亦是如此。

高血压与冠心病、糖尿病为姊妹病，关系十分密切，互为因果。若高血压病人同时并发冠心病或糖尿病，表明病情较为严重或相当严重，容易进一步恶化而出现心、脑血管等意外。

2. 降压一定要达标　国外大规模的研究显示，收缩压每降低 10～14mmHg，舒张压每降低 5～6mmHg，可使脑卒中减少 2/5，冠心病减少 1/6，人群总的主要心血管事件减少 1/3。因此，血压降低的效益是明显的。

那么，血压应该降到什么程度呢？或者说应达到的理想血压水平是多少呢？根据最新的一项研究结果，高血压病人的血压应控制在 140/90mmHg 以下。假如你的血压未达到这一目标，就应采取必要的措施。

高血压分继发性和原发性两种：继发性高血压由各种原因引起，如肾病等；原发性高血压则病因不明。对于前者，一旦病因去除，病人即不再有高血压，不需要终身服药。后者由于病因不明，无法根治，需要终身服药。

有些病人经一段时间的治疗后，血压接近正常，于是就自动停药。可是一方面停药后血压可重新升高，另一方面，即使血压升得不是很高，我们不知道这对器官损伤是否还会继续进展。因此，高血压病需要终身治疗。

七、高血压病患者为什么用降脂药物

胡大一教授指出，人们对胆固醇重视程度不够，对高血压病患者必须一手抓降血压，一手抓降血脂。不少人还没有意识到联合降压降脂，联合用药的重要性。高血压病人常合并有血脂异常，尤其是高胆固醇血症。单纯降血压后虽能明显减少卒中的发生，但对心肌梗死危险的降低仅为预期的一半。有研究表明，高血压病人在使用降血压药物的同时，如果联合使用一般常规剂量的降胆固醇药物，就可以使心肌梗死的相对危险下降 48％，使卒中的危险进一步下降 36％。这就说明，重视高血压，关注胆固醇，双管齐下，比单一干预获益更大。

英国伦敦皇家医院的 Peter Sever 教授说,血脂升高和血压升高对心血管病发病危险可产生协同作用。很多研究证实,在治疗高血压的同时,对血脂紊乱等危险因素进行干预,可最大限度地减少心血管病的发生。而且,高血压和高血脂的共病率很高,美国和英国分别是 15％和 16％。即使血脂水平正常的高血压病人接受阿托伐他汀的降脂治疗,心血管病发病危险也显著降低。因此,研究者认为,对所有的高血压病人,应该根据其总体危险因素的评估结果,而不是根据单项危险因素水平,无论其胆固醇水平如何,均应考虑进行他汀类药(如阿托伐他汀每天 10mg)治疗。阿托伐他汀对冠心病和卒中可产生快速保护作用,在治疗的很早期就产生较好的疗效,而且费用效益比满意。

总之,国内外的研究均显示,对高血压病患者,既要关注其高血压,也要重视其胆固醇,在降血压的同时,也要降血脂,就能够抑制动脉粥样硬化,显著降低卒中、心肌梗死等心、脑血管事件的发生。

八、出现"高血压紧急状态"如何自救

高血压病是一种进展缓慢的疾病,相当一部分高血压病患者常有交感神经兴奋表现,如心跳较快、气喘、面红或性格急躁、易激动等。更年期妇女由于神经常有明显不平衡状态或老年高血压病病人对周围环境适应性降低,在情绪激动、气候变化、内分泌失调等诱因下,有时甚至自己无明显感觉也会发生全身小动脉剧烈收缩,心率明显增快,收缩力加强,造成血压突然升高。当血压超过 (180～200)/(110～120)mmHg 时,我们称为"高血压紧急状态",这时无论是无症状或是仅有轻微症状均应及时降压治疗。另外,有些病人会出现一系列症状,如精神兴奋、口干、出汗、头痛、眩晕、耳鸣、恶心、呕吐、视物不清等,如此高的血压如果不及时采取降压治疗,就会发展成神志不清的高血压脑病、脑卒中、急性左心衰竭等。因此,无论有无自我感觉,在家自测血压如果发现血压异常升高,就应立即降压,否则会危及生命。

高血压病病人应该学会一些自救技术,以便在发生紧急情况时,能够及时进行自救,为到医院急救打下基础。下面介绍几种比较严重的情况发生时,如何进行自救,以便发生这种情况时,能够及时自救。

1. 半夜惊醒不能平卧的自救　当高血压病病人半夜突然胸闷憋醒,不能平卧,而必须坐起片刻时,已经表明病人的心脏(左心)开始受累。其自救的方

法是:病人应立即舌下含化硝酸甘油片、硝酸异山梨酯(消心痛)片或速效救心丸,并测量血压。同时口服可以减轻心脏负荷的卡托普利或卡维地洛。心率增快,还可以考虑选服 β 受体阻滞药,如美托洛尔(倍他乐克),以减少心肌耗氧量,从而保护心脏。如果病人的这种憋气经常在夜间发生,就应该到医院做超声心动图检查,以了解心脏情况。

2. **突然活动不灵等自救**　高血压病病人如果突然出现头晕、半身麻木、活动不灵或言语欠佳时,应该高度警惕可能发生急性卒中(脑中风)。这时,家属应立即给病人测血压,如果血压超过 220/120mmHg,并开始出现神志障碍,应立即给病人口服一种短效降血压药物,目前常用的自救药物有 6 种:可乐定、硝苯地平、卡托普利、拉贝洛尔、普萘洛尔(心得安)及呋塞米(速尿),硝苯地平效果较快,服药后 30 分钟就可见效,1～2 小时达到最大疗效。如果病人平时常服硝苯地平、卡托普利等药物,则可以两药合用或先服硝苯地平,30 分钟到 1 小时后血压无明显改变再加服卡托普利或可乐定。如血压下降到(160～140)/(90～110)mmHg 左右时,就可以到医院看急诊,并做 CT 检查,以鉴别是否脑出血。有时,医生也会建议病人做脑磁共振检查。因为脑磁共振在发病后 6 个小时就可以发现病灶,做出诊断,比 CT 更敏感。而 CT 检查在最初的一天内,常不能诊断出缺血性脑梗死。如果在家自测血压比平时偏高,若血压在(160～180)/(100～120)mmHg,不要使用降压药物,以免将血压降得太低,扩大脑梗死的面积或使脑出血周围发生缺血。

3. **夜间起床突然跌倒的自救**　老年高血压病病人夜间起床,如果突然跌倒,应该立即平卧,并测量血压。如果血

小贴士:专家提示

抢救过程中应注意:对从未服用过硝苯地平的初发患者尤其是老年人要小心,因为有报道说个别患者会出现血压过低的危险。对平时正在服用多种降压药但从未服用过硝苯地平的病人,更应小心加服硝苯地平,尤其是老年人,以免发生由于血压过低导致心、脑、肾等重要器官供血不足。对患有缺血性卒中的患者或心肌梗死的冠心病患者,一般血压降到 130/80mmHg 左右是安全的,防止因血压过低引起再次卒中或冠状动脉灌注不足,但是血压也不能过高,过高的血压又会加重动脉硬化,也是不利的。

压较高,待平卧20～30分钟后,再由平卧到直立位,速测3次血压(5分钟内)。测血压时手臂位置袖带必须与心脏在同一水平。如果卧位与立位的血压相差超过20/10mmHg,同时伴有头晕等症状,那就是这位病人因为年老调节功能较差,而引起直立性低血压,起床时就需要慢慢地坐起,再站立。如果卧立位血压差超过(40～50)/(10～20)mmHg,则应到医院检查原因。也应注意,服用某些盐酸哌唑嗪、复方罗布麻片等,或者病人的神经系统有病变时,也会出现明显的卧立位血压的差异。

九、高血压病患者能否进行运动锻炼

(一)运动与高血压的重要关系

1988年国际上将运动疗法定为治疗高血压的一种治疗方法。一次运动(如踏车20分钟)后5分钟测血压,血压会明显低于安静状态前的血压水平,并可持续1～3小时。长期训练则安静状态的血压也会下降,收缩压可降10～12mmHg,舒张压可降5～10mmHg,同时心率由平时偏快到逐步明显减慢。这就是长期锻炼身体者或运动员心率大多在60次/分左右的原因。

运动为什么会降压呢?其实,心脏就像一个泵,将血液由心脏经直接相连的主动脉泵出,把营养及氧带到全身,再通过静脉回流到心脏;血就像在密闭的管子里,周而复始地不停地流动。有3种因素影响血压:当心脏收缩加强时血管内流量增加,可使压力增大;当周围血管收缩时,血管壁所受压力也增大;当肾有问题造成钠排不出去潴留在体内,同时将水也留在体内时,全身血管内容量增加,也会引起血管内压力升高。这就是高血压的基本原理。

运动是如何影响血压的呢?

人体内的交感神经过度激活是高血压发病的一个重要因素;而长期运动锻炼可以降低交感神经的兴奋性,使心跳减慢,心脏泵血的量减少,同时交感神经兴奋时去甲肾上腺素释放减少,血管就会扩张;运动时运动骨骼肌内血流量增加,使外围血管扩张。因此,运动后可降血压,尤其是与扩张血管有关的降舒张压。

运动可使肾血流量增加,使尿排钠增加,全身血流量减少,也可以降血压。

运动影响血压的间接因素有:运动使骨骼肌血流量增加,提高了对胰岛素的敏感性,使血内胰岛素水平降低;运动后可以消除焦虑、纠治过亢的反应,减少心理压力,提高免疫功能,增加抗病能力,有助于减肥。所谓间接对高血压有益是因为肥胖、糖与脂代谢异常、心理压力过重,这都是高血压发生心脑血管事件的危险因素。

(二)高血压病病人要选择适合于自己的"运动处方"

"生命在于运动,运动有益于健康"。长寿老人大多是勤劳的劳动者。由于高血压的发病率很高,并且随着年龄的增长,逐步增加,因此,提倡要从青、中年起就注意持之以恒地锻炼身体,预防高血压的发生,消除心脑血管病的危险因素。当然已患高血压病的人更应坚持体育锻炼。运动可以降压,运动可以调节全身的代谢,防止高血压诱发的心、脑、肾血管损伤。

对不同年龄、不同身体情况的人,在开始运动前应到医院做一次全面的体检。按自己的健康状况、年龄、兴趣及过去锻炼的情况,让医生帮你共同制订一个合理的个体化运动处方。

"运动处方"包括两方面的内容:选择合适的运动项目及选择适宜的运动强度。

1. 选择适宜的运动项目 所谓"适宜"就是要根据病人的具体情况选择运动形式和运动量。运动项目可分为两大类:有氧运动和无氧运动。

高血压病人应选择有氧运动项目,其特点是全身许多大肌肉群参与有规律的运动,保持心率较恒定;强度一般以每次 15～40 分钟或更长。是一种中等强度的耐力运动。此时运动的能量,全都是靠人体有氧代谢提供的。讲通俗点,中等强度就是最大的运动量打六七折,简单易行,安全有效。假如运动量过大,氧气跟不上了,就是无氧运动了。无氧运动会产生很多代谢废物,在身体里堆积起来,会产生不舒服感,如乳酸在身体中堆积起来会全身酸痛。过大的运动量会带来心、脑、肾供血不足,甚至发生危险。适合高血压病人的有氧运动有步行、游泳等,当然也可骑车,做各种健身操,打太极拳等。

(1)"百练不如一走",俗话说"人老先老腿",因此,步行是高血压患者的首选运动项目。

①散步:步履缓慢,每分钟 60～70 步,适合于老年体弱者或合并不同程度心脑血管损伤者。(图 1-1)

②健步:步履轻快,每分钟 90～120 步;适合于健康状况尚可的轻中度高血

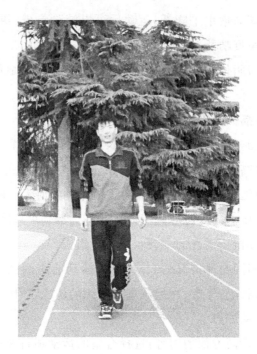

图 1-1　散步

压病人。

　　③交替步行：采取快步和慢步交替，按自己的耐受力来调节、增加运动量。适合于体能较好、血压控制较好的中度高血压患者。

　　④交替慢跑：采取慢跑及散步交替进行，较为安全，适用于中年轻度高血压患者。（图 1-2）

　　进行步行锻炼时应全身放松，两眼平视前方；抬头挺胸、直腰，两只手在体侧大幅度自由摆动。因为摆手对全身肌肉活动、心胸开阔、促进代谢都有好处。有人统计过，歌舞团的音乐指挥因为活动量大，大部分是长寿的。

　　（2）太极拳对于高血压病病人不失为一种较为理想的运动方式。太极拳为低度持续性运动，可扩张周围血管，给心脏以温和的锻炼；动作柔和，姿势放松，意念集中，强调动作的均衡和协调，有利于高血压患者放松和降压。一般可选择简化太极拳，或者选择个别动作（云手、野马分鬃等）训练。不宜过分强调高难度和高强度。对于体质较好的病人，还可以通过低身姿的高度来增加运动强度。长期练习太极拳的中老年人，其血压平均值一般在 135/80mmHg，明显低

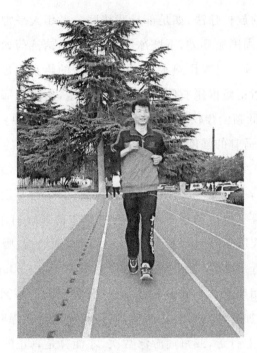

图 1-2 慢跑

于同年龄组的普通老人(155/85mmHg)。高血压病人可以根据自己的身体状况,选择练习全套或半套太极拳或只选择几个动作练习。最好每天早、晚各做1次。太极拳可使阴阳调和,气血和畅,改善血液循环,减少血管外周阻力,从而降低血压。

(3)医疗体操,包括健身操和舞蹈训练。健身操以四肢、躯干和呼吸相结合的全身体操为宜;舞蹈可采用各种健身舞、交谊舞以及迪斯科舞等,但以慢节奏为宜,不宜过于激烈、快速及用力。

(4)循环抗阻运动,是利用器械和在训练机上进行躯干及上下肢大肌群的练习。在一定范围内,中小强度的抗阻运动可产生良好地降压作用,且不引起血压的过分升高。一般采用循环抗阻训练,即采用相当于 40% 最大一次收缩力作为运动强度,做大肌群的抗阻收缩,每节在 10~30 秒内重复 8~15 次收缩,各节运动间休息 15~30 秒,10~15 节为一循环,每次训练 1~2 个循环,每周 3~5 次,8~12 周为 1 个疗程。逐步适应后,可按每周 5% 的增量逐渐增加运动量。

(5)动静结合的放松疗法,如足部自我按摩。老年人平常活动少,静脉回流不好,常下肢水肿,周围循环差,下肢冰冷;尤其服钙拮抗药如硝苯地平、氨氯地平等更容易出现水肿。每晚用热水或加一把花椒的热水泡足 15～30 分钟。坐在床上,用左手拇指指腹推压右侧足涌泉穴至足跟,出现局部热感为止,左右各 100 次。也可借助低频治疗仪进行涌泉穴刺激 20～30 分钟。

运动时要掌握适宜的强度,就是说连续进行一定时间的、有一定强度的体育活动。有人说,在家做家务,或老师总是站着给学生上课,或在办公室整体不停地应付各种事情,一天到晚工作已经够疲劳的,怎么还要运动呢？其实,这些日常生活的活动,且不说运动量不够,活动的身体部分极有限。家务劳动若折合定量运动,如熨衣服 15 分钟,看小孩子 13 分钟,拖地板、吸尘 8 分钟,中速骑车 7 分钟,相当步行 1000 步。步行 1000 步一般为 500～600m 左右,每天步行 5000～10 000 步,相当于 3～6km,速度为 30 分钟左右。每天坚持 30～45 分钟以上的挥动双臂增加肩和胸部运动的快步行走,无论是在绿叶丛中沿着绿草地行走还是在走步器上行走,或每周游泳数次,才能算是真正的运动。

不同高血压病病人应当按照自己的身体条件,如血压控制情况,安静时心跳次数、年龄以及有无心、脑、肾病变来合理选择运动量。最简单的就是坚持运动"三、五、七"准则,即每天坚持 30 分钟锻炼;每周锻炼 5 次以上;锻炼强度逐步使"目标心率"达到(170－年龄)次/分的标准,但不要太超过目标心率。开始运动可每周 3～4 次,每次 15～20 分钟,运动前 5 分钟要做好自我调整,如动动脖子,弯弯腰,活动一下关节,运动后 5 分钟要做好放松运动,不要突然停下,这样会引起心、脑、肠道供血不足,出现眩晕、心慌、恶心等不适。对有冠心病——心绞痛、急性心力衰竭或多发性期前收缩的病人,只能做散步运动。对有过卒中或肾功能轻、中度不全的病人,只要在降压药物平稳控制血压的保驾下,也完全可以进行适量的中等强度的快步走运动。对有椎间盘疾病、下肢关节退行性病变的肥胖病人,快步走会加重关节病变,只能做上肢活动、游泳或骑自行车运动。一般高血压病病人要达到中等强度的运动(60%)量时,运动时心率要达到以下目标的运动量就算合适。例如,一名 60 岁病人,目标心率应该是:170－60＝110 次/分,开始时 90 次/分,以后可加大运动量,但不应超过 120 次/分。持续 30 分钟左右为中等合适的运动量,心率 130～150 次/分,属较大的运动量。当然,这是对心跳 60～80 次/分的人而言,假如安静时心跳<60 次/分,那么应

当到医院检查,在排除心脏疾病引起心跳过慢后,运动时"目标心率"可以比一般心跳次数正常的人慢 10 次/分左右。

在选择合适的运动量时病人的自我感觉很重要,运动时应当达到全身发热、出汗,能说话自如,运动后有轻度疲劳感,但能很快恢复,且感觉精神焕发、工作效率倍增。假如运动后疲劳感一直不恢复,并出现心跳不规则,频发期前收缩,尤其是收缩压下降,舒张压反而上升>10mmHg 时,就要注意有冠状动脉供血不足的可能。

总之,选择运动"处方"也和选择降压药物一样,要"量体裁衣",因人而异。

运动过程中应加强医务监测和自我保护,做好锻炼日记,内容包括锻炼中主客观反映和身体适应性情况,要有效监控,定时评定,根据自我感觉和心率监测判断运动量及时修正运动处方。一般讲,若运动后自我感觉良好;如果运动后出现不适现象如情绪低落,食欲减退,睡眠不佳,过分劳累,心律失常,血压波动,提示运动量不合适,应当调整运动强度或暂停锻炼,确保运动安全。

高血压病病人进行运动锻炼应按医生推荐的运动处方进行,以免出现偏差。高血压病病人进行运动时的医务监测除了监测心率和自我感觉外,更应该关注运动过程中血压的变化,一般讲,运动当时血压会呈上升的趋势,主要表现在收缩压随运动强度增加而上升,舒张压则变化不大;进一步观察发现上肢运动比下肢运动时上升明显;局部肌肉收缩比全身活动时上升明显;吸气屏气时血压明显上升;吸气放松时血压有所下降。运动时血压变化是正常反应,休息后会很快恢复正常,对人体没有什么危害,而运动时产生的一系列综合效应对人体则是非常有益的。长期的锻炼能使血压降低和稳定,但剧烈的运动可使血压过度升高,增加心脑血管疾病的危险,因此,建议高血压病病人不要选择俯卧撑、握力练习等引起血压升高的运动项目,不宜进行过量的剧烈运动。

此外,不要做鼓劲憋气、快速旋转、用力剧烈和深度低头等动作,这会使全身血液急速流向大脑,血管充血。没有高血压病的健康人碰到这种情况,因为血管弹性好,能自动调节起到缓冲作用;但高血压病病人就容易出现头痛、头晕,甚至出现脑血管意外。实际上,运动是一种心理放松的过程,若在运动时能配以音乐,效果则更佳。

2. 高血压病患者什么时候运动较合适 高血压病病人什么时候运动较合适?许多人,特别是老年人都选择早晨作为一天锻炼的主要时间,其实在城市中,清晨和傍晚的空气污染是最严重的,而中午和下午的空气相对较清洁。过早起床锻炼,高血压病人血压存在"晨峰"现象,就是说每天清早到上午(7:00—9:00)最易血压上升,心脑血管事件最易发生,所以病人早上不服降压药外出公园锻炼,有可能发生高血压脑病或卒中。

有高血压病患者在下午 16:00 锻炼最合适。但从实际出发,若让老年人全都下午出去锻炼,好多人就不锻炼了。所以方法可以变通一下,即锻炼的时间:早晨不要太早出去锻炼,太阳出来后再去锻炼;起来锻炼之前,喝杯开水,吃 2 块饼干;运动不要太激烈,不要过头,做好准备动作。最好有人一同去,假如没人同去,随身带张卡片,写上名字、住址、所患疾病,一旦发生意外时也好及时救护。

此外,俗话说"饭后百步走,活到九十九"。其实这句话不确切,应该改成:"饭后歇一刻(钟),再来百步走,包你活到九十九。"因为刚吃饱饭,血液到胃肠道消化去了,你一运动,血液跑到四周去,会影响消化功能,同时增加心脏负担。

3. 不要怕运动时血压升高 高血压病患者血压尚未控制平稳时,应当首先在医生指导下服用降压药,例如有的人常有心动过速、血压升高,那么就应当服一些减慢心率的降压药,再参加运动。

许多高血压病患者提起体育锻炼都会害怕,生怕运动会使已经高的血压更高,引起危险。似乎得了高血压病就成了残疾人,整体应该在家里养着不活动。事实上,运动是一种很好的辅助降压的一种好方法,尤其是长期坚持适量运动。当身体对较大运动量适应后,正常人运动后血压也会有所下降,一般(收缩压/舒张压)平均下降约 3/3mmHg,而高血压病病人安静状态下血压会下降较明显,通常高压下降约 10mmHg,低压下降 8mmHg。长期坚持一定量的运动,高血压病病人因运动当时引起的轻度血压上升(平均是 5～10mmHg)也会降低,这是因为运动锻炼使高血压病人全身血管扩张,交感神经的兴奋性下降,运动放松了心情,做到了"心平气和"。但必须提醒的是,单靠体育锻炼是不够的。有的早期高血压病病人发现自己血压升高,如(140～160)/(90～100)mmHg,生怕会终身服药,只想通过运动来改变生活方式降低血压,这是不对的。由于运动即刻收缩压会上升,对全身的血管及心脏都会造成不利的影响。因此,要在服降压药控制血压的"保驾"下再运动,血压虽然会有一定上升但不会过度升高。

长期适度运动后,可以使血压下降,还可以改善体内胰岛素的分泌,有降血糖作用,预防糖尿病的发生。运动还能增加身体能量的消耗,减肥、降脂,尤其是对于高三酰甘油的病人,长期适度运动能降低三酰甘油水平。但是,不是任何运动都适合高血压病病人。某些剧烈的运动,如快步登高、爬山、举重、快跑。长期做过量无氧运动会引起心脏负荷过重,左心室肥厚等。所以,高血压合并冠心病的病人更应注意运动的选择,否则不适当的运动会引起急性心肌梗死、心律失常,甚至"猝死"。

4. **中年高血压病患者工作忙,挤出时间也要锻炼**　长期坚持运动锻炼的人会感到运动后精神焕发,全身放松,工作效率倍增。但也有不少人感叹:工作太忙,下了班感到非常疲劳,哪有时间锻炼啊!似乎每天锻炼身体只是下岗或退休老年人的事儿,其实这是错误的。应该是工作越忙的人,越要参加体育健身和运动锻炼,尤其是中年脑力劳动者。这些人长期处于紧张的应激状态,活动少,上下班乘车,上下楼有电梯,长久地坐在办公室繁忙地工作,实在无时间,怎么办?可以下班不乘车快步走 30 分钟到 1 小时回家,或有条件的话买一台跑步机在家,下班再晚,回来后走上 30～45 分钟,出身汗,洗个澡,听听音乐,再睡觉,是完全可以做到的。

5. **运动注意事项**

(1)生病或不舒服时应停止运动。

(2)饥饿或饭后 1 小时不应运动。

(3)运动中不可立即停止,应遵循运动程序、步骤。

(4)运动前应自测血压,血压过高时不要运动,要等服药后血压降到正常时再运动。

(5)运动要持之以恒,不要轻易终止运动,否则即使服降压药,血压也有可能在 1 个月内反弹。

(6)有骨关节退变如膝关节骨刺等患者,可以改选游泳;每周 2～3 次,每次 30～60 分钟较好。

小贴士:专家提示

做家务或在办公室工作,不能算是运动。运动应该是指连续进行持续一定时间的、有一定强度的体育活动,如每天坚持 30～45 分钟以上的快步走,无论是行走还是在走步机上行走,或每周游泳数次以及其他适量的运动。这些都是值得推荐的。

十、高血压病患者在哪些情况下需及时调药

1. 换季时　春夏秋冬四季变化时,我们会发现自己的血压随着季节的变化而高低不同。夏天会低一点,冬天会高一点。有的高血压患者,一到夏天就经常出现头晕、乏力,这有可能就是夏天仍服用冬天的药物剂量和种类,结果使血压降得过低,出现脑供血不足的情况。还有些患者,冬季仍然服用夏天的使用量,使得高血压没有很好的控制,波动较大,容易发生脑血管意外或心肌梗死。高血压病病人与正常人不同,他们的血压波动受环境影响极大,在夏季并不是高血压病患者均会低点,高温时节因为天气太热而发生血压骤升,发生脑出血、脑梗死的也很常见。在炎炎夏日,天气闷热,我们见急诊室卒中的病人明显增多,与大冷天相似,这是由于高血压患者本人有脑动脉硬化,血压有易凝倾向,加上高温出汗多,血液浓缩,血管会堵塞。所以,高血压患者应该根据季节的不同、血压的高低水平,及时调整降压药物,决不可掉以轻心。

2. 血压突升时　高血压病患者在服药期间也可能出现血压短暂升高,有时会感觉到头晕或头痛,有时可能毫无症状。一般来说升高的幅度不大,休息15～30分钟重复测量血压,如果血压下降,就说明是一过性血压升高,这种情况不需要调整高血压药物。如果血压明显升高,多次测量血压均≥160/100mmHg,而自己又是很规范的服用降压药物,结合诊室或家庭自测血压都显示明显升高,排除精神、生活方式因素,就要考虑调整药物。

3. 出现心、脑、肾血管并发症时　例如出现脑梗死或腔隙性脑梗死、心绞痛、左心室肥厚、蛋白尿时,需要找医生调整药物。不论哪种并发症,把血压控制在合理的范围才是硬道理。还要兼顾心、脑、肾等脏器,尽量选择对上述器官有保护作用的降压药物,如肾素血管紧张素转换酶拮抗药或血管紧张素受体Ⅱ拮抗药等。

4. 不能耐受不良反应时　服用血管紧张素转换酶拮抗药时,有4%～10%的患者会出现咳嗽,如果影响到工作、生活则需要换药,可调换成肾素血管紧张素受体Ⅱ拮抗药,作用效果相似但无咳嗽不良反应。短效的钙离子拮抗药,例如硝苯地平片、尼群地平片、尼莫地平片及长效的非洛地平等容易引起更年期女性心悸,潮热加剧,此时可以换成左氨氯地平。该药作用平缓,上述不良反应发生率较少。再比如,β受体阻滞药可引起明显的窦性心动过缓、乏力等不良

反应,如有明显不适,可减少剂量或停用。

5.手术期间　要做手术的高血压朋友一定要告诉主管医师,特别是麻醉医师自己所服的降压药物,当前血压控制情况,以便医生在麻醉及手术中对血压的掌控做到心中有数。需要注意的是,服用β受体阻滞药的患者不能突然停药,否则会造成血压迅速升高。

十一、高血压病患者如何过性生活

由于当今社会竞争的激烈,工作生活的压力越来越大,一些人由于不规律的生活方式和各种应酬而患上高血压。尤其是对于一些年轻人,不仅因为工作的繁忙而忽视对家人的关心,更严重的是患上高血压的年轻人还会背负"性福"的压力。因为高血压患者在过性生活的时候很容易出现意外。那么高血压对性功能影响有多大呢?

高血压对性功能影响一:据统计资料表明,高血压患病人群中出现性功能障碍的人数是健康男子的4倍以上,主要表现为阴茎勃起功能不全,即阳痿。阴茎勃起因为流往阴茎的血液增加,致使其中海绵体内压力增加,造成生殖器勃起。而高血压患者阴茎供血的动脉血管非常微小,直径只有半毫米,高血压会导致这些血流通路发生损伤或障碍,阴茎也就无法正常勃起了。性生活中的兴奋感会使高血压患者的心率加快、血压升高、心肌耗氧量增加,出现头晕、心悸、气短、疲倦等不适,使患者产生焦虑情绪,也可能造成阳痿。

高血压对性功能影响二:除了高血压本身的影响外,高血压患者在服用一种降压的西药后,损伤了肾功能,导致了阴茎的勃起障碍。让患者出现阳痿症状,性能力减退,勃起障碍,性意识减退甚至消失。

那么是不是高血压患者就不能过性生活了? 其实高血压和性生活,并非矛盾的两极。不过,高血压患者要想安全地过好性生活,还是应该认清高血压和性生活的关系。

高血压是一种终身性疾病,需要长期科学服药才能将血压控制在适宜水平。高血压对全身各系统都有影响,它不仅可引起心、脑血管疾病,而且影响阴茎的勃起功能,会导致或加重阴茎勃起功能障碍(ED)。

除了高血压本身会影响勃起功能之外,不少降压药也会影响性功能,如可乐定、甲基多巴、复方利舍平片(复方降压片)等都可引起性欲降低、阳痿和不射

27

精等性功能障碍。同时,由于性生活会给一些较重的高血压患者带来一些不适,增加其对性生活会加重病情的担心,导致发生阳萎及早泄的比例升高。

那么,哪些降压药物会引起性功能减退,哪些药物不影响性功能呢?

由于病人个体差异很大,个别较敏感病人对许多药物都有"反应"。一般来讲,下列药物对性功能影响较小。

(1)血管紧张素转换酶抑制药(ACEI):这类药物的作用机制为减少高血压患者的血管紧张素Ⅱ的生成,这样一方面扩张血管,降低血压;另一方面减少组织异常重构,保护靶器官。使之成为20世纪90年代初新一代降压药。代表药有卡托普利、贝那普利、依那普利、群多普利等。这类药物对性功能无不良影响。

(2)钙离子拮抗药:如硝苯地平、苯磺酸氨氯地平片(络活喜)、地尔硫䓬(恬尔心)、尼群地平等。

(3)血管紧张素Ⅱ受体拮抗药(ARB):这类药物是在ACEI基础上研制出的最新的一类降压药,于20世纪90年代末刚刚上市,拥有ACEI的优点,同时克服了ACEI类咳嗽的不良反应,不良反应与安慰剂相似。目前是欧美国家成长最快的一类抗高血压药物,其代表药物如缬沙坦(代文)、氯沙坦钾(科素亚)、厄贝沙坦(安博维等)。缬沙坦在降压的同时可以从勃起、性欲、射精3个方面改善性功能障碍,高血压患者服用缬沙坦后性生活频率较服药前有所增加。国外进行的一项试验,比较了缬沙坦和降压药卡维地洛对从未接受过抗高血压治疗的男性高血压患者性功能的影响。结果显示,二者的降压效果没有明显差别,但卡维地洛使受试者性交频率减少50%,而缬沙坦却使其增加19%。国内北京、上海的两项研究结果也如此。

(4)哪些药物会影响性功能:一般来说,很多降压药物与性欲减退、性高潮丧失或阳萎等性功能障碍有着密切关系。阻断周围交感神经及中枢的利舍平(降压0号的主要成分)和胍乙啶(复方罗布麻的主要成分)能使多数男子性欲减退,发生阳萎或者不能射精,有时甚至还会诱发抑郁症,并使原来因高血压病已有的性功能障碍及性欲低下更加严重。胍乙啶每天用量在25mg以上时,多数男性病人会出现阳萎、射精延迟或不能射精,女性病人则出现阴道润滑性不足,性欲减退。因此,新婚夫妇或准备让妻子受孕的丈夫,不宜选用这些药物,作用于神经中枢部位的可乐定,也能使部分男性病人发生性欲减退或阳萎。利尿药(氯噻嗪类)广泛用于治疗高血压,常常与其他药物联合应用。但是临床观察表明,长期服用噻嗪类利尿药的男性患者中,可引起男性勃起障碍、性欲下降、射精障碍等性功能紊乱。螺内酯可引起男性性欲减退、阳萎、男子女性型乳房;使女子发生月经不调、闭经,甚至停止排卵,一旦停止用药,服用螺内酯所产生的男子性欲减退和性功能低下以及女性月经异常,可迅速得到纠正;而螺内酯引起的男子女性型乳房,通常在停药之后也会消失。呋塞米可诱发低钾血症而发生阳萎,但补充钾盐后症状即可得到改善。上述药物,即使影响性功能,也只是发生在一小部分人中。α_1受体阻滞药类降压药(如哌唑嗪等)对男性射精障碍反而有改善作用,但不影响勃起和性欲,女性阴道润滑性不足,影响性高潮到来。β受体阻滞药类降压药(普萘洛尔、美托洛尔、阿替洛尔和卡维地洛)也可使男性病人出现性欲减退或阳萎。上述降压药物只是引起少部分病人性功能障碍,而对于大多数病人没有什么影响。

小贴士:高血压患者"性福"秘籍

血压高有风险,性生活需谨慎:一般来说,轻度高血压患者,性生活时血压虽有所增高,但性生活后可很快恢复至先前水平,引起心、脑、肾等急症的可能性小。他们可以与正常人一样过性生活;中度高血压患者,常伴有轻度心、脑、肾等并发症,须在药物保护下有节制地过性生活;重度高血压患者,有明显的头痛、胸闷、心前区不适、肾功能减退等并发症,性生活时可能诱发心、脑血管意外,所以应暂停性生活,经过药物治疗后,再决定是否能恢复性生活。

高血压合并冠心病或脑血管疾病者,最好在性生活前30分钟服1次血管扩张药,用钙拮抗药(如硝苯地平),以免在性生活时血压升高而发生意外。

患了高血压,"性福"有技巧:在不违背原则的情况下,高血压患者性生活次数不宜多(一般每1~2周1次为宜)。过性生活时,情绪不宜过分激动,动作不宜过度剧烈,时间不宜持续太久。切忌在饥饿、疲劳、饭后、酒后、心情紧张时进行性生活。若在性生活时出现胸痛、胸闷、心慌、头痛、头晕等现象,应立即停止性生活,万万不可勉强。

第二章

认识高血压病——了解防治对策

第一节　初识高血压病真面目

一、高血压病的临床表现及危害

首先,先讲一个比较有代表性的病例吧!

小张今年 35 岁,在外企工作,平时喜欢熬夜,体形偏胖,不爱运动,有烟、酒嗜好,1 个月前开始出现头部昏昏沉沉的,伴眼部发胀,上班老是打不起精神,开始以为是平时工作压力大有关,就休假了一段时间,感觉稍好些,可因为不放心就想到医院去查查看,结果到了医院,门诊一测血压是 150/100mmHg,随后多次测量仍高于正常,医生告诉他是得了高血压病。

以上是我们医生日常工作中最常见的临床病例,那我们非医务工作者怎么知道自己是不是血压高呢? 血压高又有哪些不适感呢?

高血压病的诊断主要依据测量的血压值,采用经核准的水银柱或电子血压计,测量安静休息坐位时上臂肱动脉部位血压,必要时还应测量平卧位或站立时血压。必须以未服用降压药物情况下 2 次或以上非同日多次血压测定值所得的平均值为依据。如果成年人收缩压≥140mmHg 和(或)舒张压≥90mmHg 为高血压,也就是说不论是收缩压还是舒张压,一个超过正常值,就是高血压。我国现行的就是这个高血压诊断标准。

高血压可能出现的临床表现以及并发的疾病、危害有以下几大方面。

(一)脑部症状——对脑血管神经危害及其表现

1. 头痛、头晕和头胀　是高血压病常见的神经系统症状,也可有头部沉重或颈项扳紧感。高血压直接引起的头痛多发生在早晨,位于前额、枕部或颞部,可能是颅外颈动脉系统血管扩张,其脉搏振幅增高所致。这些病人舒张压多很高,经降压药物治疗后头痛可减轻。高血压引起的头晕可为暂时性或持续性,伴有眩晕者与内耳迷路血管性障碍有关,经降压药物治疗后也可减轻,但要注意有时血压下降得过多也可引起头晕。

2. **脑卒中** 高血压对脑血管病危害统称脑血管意外,俗称中风,常见以下两种。

(1)缺血性梗死:有动脉粥样硬化血栓形成、间隙梗死、栓塞、暂时性脑缺血等各种类型。

(2)出血:有脑实质和蛛网膜下腔出血。大部分脑血管意外仅涉及一侧半球而影响对侧身体的活动,约15%可发生在脑干,而影响两侧身体。根据脑血管病变的种类、部位、范围和严重程度,临床症状有很大的差异,轻者仅出现一时的头昏、眩晕、失明、失语、吞咽困难、口角歪斜、肢体活动不灵甚至偏瘫,但可在数分钟至数天内逐渐恢复。重者突然出现肢体偏瘫、口角歪斜,可有呕吐、大小便失禁、继之昏迷、呼吸深沉有鼾音、瞳孔大小不对等、反向迟钝或消失,出现软瘫或病理征,部分病人颈部阻力增加,也可只出现昏迷而无中枢神经定位表现。严重病例昏迷迅速加深,血压下降,出现呼吸不规则、陈-施氏呼吸等,可在数小时至数天内死亡。昏迷不深者可在数天至数周内逐渐清醒,但部分临床症状不能完全恢复,留下不同程度的后遗症。

脑出血起病急,常在情绪激动、用力抬物或排大便等时,因血压突然升高而骤然发病,病情一般也较重。脑梗死的发病也急。脑动脉血栓形成起病较缓,多在休息或睡眠时发生,常先有头晕、肢体麻木、失语等症状,然后逐渐发生偏瘫,一般无昏迷或仅有浅昏迷。

(二)心血管症状——对心脏的危害及表现

高血压对心血管的危害性,在早期,因心功能代偿作用,病人除有时感到心悸外,其他无明显症状。在高血压病起病数年至十余年之后,若心脏代偿功能失调时,可出现下述病症。

1. **左心衰竭的症状** 开始时在体力劳累、饱食和说话过多时发生气喘、心悸、咳嗽,以后呈阵发性的发作,常在夜间发生,并可有痰中带血等,严重时或血压骤然升高时发生脑水肿。反复或持续的左心衰竭,可影响右心室功能而发展为全心衰竭,出现尿少、水肿等症状。在心脏未增大前,体检可无特殊发现,或仅有脉搏或心尖搏动较强有力,主动脉瓣区第二心音因主动脉舒张压升高而亢进。心脏增大后,体检可发现心界向左、向下扩大;心尖搏动强而有力,呈抬举样;心尖区和(或)主动脉瓣区可听到Ⅱ～Ⅲ级收缩期吹风样杂音。心尖区杂音是左心室扩大导致相对性二尖瓣关闭不全或二尖瓣乳头肌功能失调所致;主动脉瓣区杂音是主动脉扩张,导致相对性主动脉瓣狭窄所致。主动脉瓣区第二心音可因主动脉及瓣膜硬变而呈金属音调,可有第四心音。心力衰竭时心率增快,出现发绀,心尖区可闻奔马律,肺动脉瓣区第二心音增强,肺底出现湿啰音,并可有交替脉;后期出现颈静脉怒张、肝大、下肢水肿、腹水和发绀加重等。

2. 冠状动脉粥样硬化心病——心绞痛 由于高血压可促进动脉粥样硬化,部分病人可因合并冠状动脉粥样硬化性心脏病而有心绞痛、心肌梗死的表现。此外,还可以因为心肌缺血导致各种心律失常以及心脏扩大和心力衰竭。最严重的心律失常是心室颤动,临床上冠心病患者会表现为突然死亡。

(三)慢性肾衰竭——对肾脏的危害及表现

肾血管病变的程度和血压高度及病程密切相关。实际上,无控制的高血压病患者均有肾的病变,但在早期可无任何临床表现。随病程的进展可先出现下列病症。

1. 蛋白尿 肾功能代偿期如无合并其他情况,如心力衰竭和糖尿病等,24小时尿蛋白总量很少超过1g,控制高血压可减少尿蛋白。可有血尿,多为显微镜血尿,少见有透明和颗粒管型。

2. 尿毒症 肾功能失代偿时,肾浓缩功能受损可出现多尿、夜尿、口渴、多饮等,尿比重逐渐降低,最后固定在1.010左右,称等渗尿。当肾功能进一步减退时,尿量可减少,血中非蛋白氮、肌酐、尿素氮常增高,酚红排泄试验示排泄量明显减低,尿素廓清率或肌酐廓清率可明显低于正常,急骤发展的高血压可引起广泛的肾小动脉弥漫性病变,导致恶性肾小动脉硬化,从而迅速发展成为尿毒症。但是,在缓进型高血压病,病人在出现尿毒症前多数已死于心、脑血管并发症。

高血压对肾的损害是一个严重的并发症,其中高血压合并肾衰竭约占10%。高血压与肾损害可以相互影响,形成恶性循环。一方面,高血压引起肾损伤;另一方面,肾损伤会加重高血压病。

高血压病根据起病和病情进展的缓急及病程的长短可分为两型,缓进型和急进型高血压,前者又称良性高血压,绝大部分患者属此型,后者又称恶性高血压。在未经治疗的原发性高血压病病人中,约 1‰可发展或急进型高血压,发病可较急骤,也可发病前有病程不一的缓进型高血压病史。男女比例约 3∶1,多在青中年发病,近年来此型高血压已少见,可能和早期发现轻中度高血压病病人并及时有效的治疗有关。其表现基本上与缓进型高血压病相似,但症状如头痛等明显,病情严重、发展迅速、视网膜病变和肾功能很快衰竭等特点。血压显著升高,舒张压多持续在 130～140mmHg 或更高。各种症状明显,小动脉的纤维样坏死性病变进展迅速,常于数月至 1～2 年内出现严重的脑、心、肾损害,发生脑血管意外、心力衰竭和尿毒症。并常有视物模糊或失明,视网膜可发生出血、渗出物及视盘水肿。血浆肾素活性高。由于肾损害最为显著,常有持续蛋白尿,24 小时尿蛋白可达 3g,血尿和管型尿,最后多因尿毒症而死亡,但也可死于脑血管意外或心力衰竭。

(四)高血压危象

在高血压病的进程中,如全身小动脉发生暂时性强烈痉挛,周围血管阻力明显上升,致使血压急骤上升而出现一系列临床症状时称为高血压危象。这是高血压时的急重症,可见于缓进型高血压各期和急进型高血压,血压改变以收缩压突然明显升高为主,舒张压也可升高。

1. **病因** 常在诱发因素作用下出现,如强烈的情绪变化、精神创伤、心身过劳、寒冷的刺激和内分泌失调(如经期和绝经)等。

2. **症状** 病人出现剧烈头痛、头晕、眩晕,亦可有恶心、呕吐、胸闷、心悸、气急、视物模糊、腹痛、尿频、尿少、排尿困难等。有的伴随自主神经紊乱症状,如发热、口干、出汗、兴奋、皮肤潮红或面色苍白、手足发抖等;严重者,尤其在伴有靶器官病变时,可出现心绞痛、肺水肿、肾衰竭、高血压脑病等。发作时尿中出现少量蛋白和红细胞,血尿素氮、肌酐、肾上腺素、去甲肾上腺素可增加,血糖也可升高、眼底检查小动脉痉挛、可伴出血、渗出或视盘水肿。发作一般历时短暂,控制血压后,病情可迅速好转,但易复发。在有效降压药普遍应用的人群,此危象已很少发生。

(五)高血压脑病

在急进型或严重的缓进型高血压病病人,尤其是伴有明显脑动脉硬化者时,可出现脑部小动脉持久而明显的痉挛,继之被动性或强制性扩张,急性的脑循环障碍导致脑水肿和颅内压增高从而出现了一系列临床表现,在临床上称为高血压脑病。发病时常先有血压突然升高,收缩压、舒张压均高,以舒张压升高为主,病人出现剧烈头痛、头晕、恶心、呕吐、烦躁不安、脉搏多慢而有力,可有呼吸困难或减慢、视力障碍、黑蒙、抽搐、意识模糊,甚至昏迷,也可出现暂时性偏瘫、失语、偏身感觉障碍等。检查可见视盘水肿,脑脊液压力增高,蛋白含量增高。发作短暂者历时数分钟,长者可数小时甚至数天。妊娠高血压综合征、肾小球肾炎、肾血管性高血压和嗜铬细胞瘤的患者,也可能发生高血压脑病这一危急病症。

二、高血压病分类

(一)根据病因分类

1. 原发性高血压　占整个高血压的 90%,指病因尚不清楚而以血压高为主要表现的一种独立性疾病,故又称高血压病;因它的发生与多种因素有关,故亦称多原因性高血压,不少学者认为,大脑皮质的高级神经系统功能失调,可能是主要的发病原因。外界的和内在的各种不良刺激如精神紧张、情绪激动、神经类型、遗传因素、缺乏适当休息和运动、摄入过多的食盐、肥胖等,可以导致神经系统和内分泌的控制失调,使大脑皮质和皮质下血管舒缩中枢的调节作用发生紊乱,引起全身小动脉的痉挛,周围血管阻力持续增高等,长期下去就形成了高血压。

2. 继发性高血压　高血压中约有 10% 以上,指是指由某些确定的疾病或病因引起的血压升高。常见的病因有肾疾病、内分泌疾病、心血管病变,颅脑病变,其他如妊娠期高血压综合征、红细胞增多症及药物引起。

(二)根据收缩压和舒张压升高的情况分类

1. 收缩期高血压　即仅出现收缩压升高,而舒张压正常甚至低于正常,多见于老年人大动脉硬化、动脉壁顺应性降低时。

2. 舒张期高血压　见于外周血管硬化、阻力较高时,但大多数情况下舒张压升高往往伴有收缩压的升高,多见于中年人。

(三)根据高血压病的发展速度分类

1. 缓进型或良性高血压　起病隐匿,病程发展缓慢,开始时多无症状,往往是在体检或因其他病就医时才被发现,此后随着病情的进展,才相继出现有关临床症状和体征。

2. 急进型或恶性高血压 少数高血压病起病急骤,发展迅速,血压明显升高,舒张压多在130mmHg以上,病情严重,如不及时采取治疗措施,多在1年内死于心、脑、肾等器官功能的严重损害。本病多见于青年人。

(四)根据临床表现及器官受损情况,将高血压分为三期

1. 第一期 血压达到确诊高血压水平,临床无心、脑、肾并发症表现。

2. 第二期 血压达到确诊高血压水平,并有下列各项中一项者。

(1)体检、X线、心电图或超声检查见有左心室肥大。

(2)眼底检查见有眼底动脉普遍或局部变窄。

(3)蛋白尿和(或)血浆肌酐浓度轻度升高。

3. 第三期 血压达到确诊高血压水平,并有下列各项中一项者。

(1)脑血管意外或高血压脑病。

(2)左心衰竭。

(3)肾衰竭。

(4)眼底出血或渗出,有或无视盘水肿。

第二节 高血压病治疗原则

降压治疗的最终目的是减少高血压病患者心、脑血管病的发生率和病死率。降压治疗应该确立血压控制目标值。另一方面,高血压病常常与其他心、脑血管病的危险因素合并存在,例如高胆固醇血症、肥胖、糖尿病、高同型半胱氨酸等,协同加重心血管疾病危险,治疗措施应该是综合性的。

一、非药物治疗措施

1. 减少食盐摄入量 高血压病患者每日应逐渐减至6g以下,即普通啤酒盖去掉胶垫后,一平盖食盐约为6g。这量指的食盐量包括烹调用盐及其他食物中所含钠折合成食盐的总量。适当地减少钠盐的摄入有助于降低血压,减少体内的钠水潴留。尤其对盐敏感的患者要更少。

2. 保证合理膳食 高血压病患者饮食应限制脂肪摄入,少吃肥肉、动物内脏、油炸食品、糕点、甜食,多食新鲜蔬菜、水果、鱼、蘑菇、脱脂或低脂奶制品等。

3. 有效控制体重可预防高血压　减肥、控制体重最有效的方法是节制饮食,减少每天摄入的总热量。

4. 戒烟、限酒　烟中含有尼古丁,能刺激心脏,使心跳加快,血管收缩,血压升高。大量饮酒,尤其是烈性酒,可使血压升高,有些患者即使饮酒后当时血压不高,但第二天或过后几天血压仍可高于正常水平。

5. 增加体力活动　适当的体育锻炼可增强体质、减肥和维持正常体重,可采用慢跑、快步、游泳、骑自行车、体操等多种形式的体力活动,每次活动一般以30～60分钟为宜,每周2～3次,强度因人而异,可逐渐增加运动量,以无明显身体不适为宜。

6. 注意心理、社会因素　高血压病患者应注意劳逸结合、保持心情舒畅,避免情绪大起大落。

如果通过3～6个月的非药物治疗,血压控制良好,可继续维持。如无效,则应改用降压药物治疗,不能因为年轻或无明显症状而不用药。

二、降压药物应用原则

(一)常见降压药物

在我国常用的一线降压药主要有利尿药(如常见的氢氯噻嗪和呋塞米)、β受体阻滞药(如美托洛尔、阿替洛尔等)、血管紧张素转换酶抑制药(如卡托普利、盐酸贝那普利、盐酸依那普利等)、血管紧张素Ⅱ受体阻滞药(如坎地沙坦酯片、缬沙坦胶囊)、钙拮抗药(如苯磺酸左氨氯地平片、苯磺酸氨氯地平片)、α受体阻滞药(如盐酸哌唑嗪等)六大类。

顾名思义,降压药的共同作用就是降低血压,但不同类别降压药物因降压机制不同而各有其侧重点,这些侧重点正是医生为不同病情患者选择不同降压药的依据。

1. 噻嗪类利尿药(如氢氯噻嗪)　降低收缩压的作用优于舒张压,更适于老年单纯收缩期高血压的患者或有心力衰竭表现的患者,应用中要注意避免血钾过低,同时如果您有高尿酸血症或痛风的情况,请务必告知您的医生,避免使用这类药物。

2. β受体阻滞药　适用于高血压伴心绞痛、心肌梗死、心力衰竭、快速心律失常、青光眼和怀孕的患者,但如果您有哮喘或周围血管病则不要使用该类药物,同时该类药物还会影响糖、脂代谢,可增加糖尿病发病风险。

3. 血管紧张素转换酶抑制药、血管紧张素Ⅱ受体抑制药类药物(如坎地沙坦酯片)　更适于有胰岛素抵抗、糖尿病、左心功能不全、心力衰竭、心肌梗死的患者,同时血管紧张素转换酶抑制药、血管紧张素Ⅱ受体抑制药有利于防止肾病进展,防止心肌重塑。但不可用于孕妇。

4. 剂型长效钙拮抗药(如硝苯地平控释片)　有较好的防止脑卒中、血管性痴呆和抗动脉粥样硬化作用,对糖、脂及电解质代谢无影响。

5. 分子长效钙拮抗药(如苯磺酸左氨氯地平片、苯磺酸氨氯地平片)　除剂型长效钙拮抗药优点外,此类药品降压时并不增加心率,可平稳控制 24 小时血压,有效纠正异常血压节律,降低心血管风险。

6. α受体阻滞药(如盐酸哌唑嗪片、盐酸特拉唑嗪片)　适于有前列腺增生或脂质代谢紊乱的老年患者,能降低外周血管阻力,对收缩压和舒张压都有降低作用;具有松弛膀胱和前列腺平滑肌的作用,可缓解良性前列腺肥大而引起的排尿困难症状。

(二)选择降压药的注意事项

1. 不宜过分强求降压,否则患者常可感觉不适,并有可能导致脑、心、肾血液供应进一步不足而引起脑血管意外、冠状动脉血栓形成、肾功能不全等。

2. 每种降压药物有其各自的药理学特点,临床上应根据患者的年龄、高血压程度和分级、有无并发症或合并症(如糖尿病、高血脂、心绞痛、心力衰竭、心肌梗死、心律失常、支气管和肺部病变等)及其他冠心病危险因素的存在与否,以及用药后的反应选择用药,才能得到满意的疗效。

3. 缓进型高血压患者,阶梯式降压药物选择原则的首选药,目前已从利尿药和β阻滞药扩展到包括钙拮抗药和血管紧张素转换酶抑制药,根据不同患者的特点,选用这 4 类药物中的一种,从小剂量开始逐渐增加剂量,直到血压获得控制,或达最大量,或出现不良反应。达到降压目的后再逐步改为维持量,以保持血压正常或接近正常。

4. 密切注意降压药物治疗中所产生的各种不良反应,及时加以纠正或调整用药。原则上,理想的降压药应能纠正高血压所致的血流动力异常而不影响患者的压力感受器反射机制。使用可引起明显直立性低血压的降压药物前,宜先向病人说明,从坐位或卧位起立时动作应尽量缓慢,特别是夜间起床小便时最要注意,以免血压骤降引起晕厥而发生意外。

5. 高血压患者靶器官损害与昼夜 24 小时血压的剧烈波动关系密切。因此,在有条件时,应根据 24 小时动态血压的测定结果选用长效降压药或采用缓(控)释制剂,以达到 24 小时的血压控制,减少靶器官损害。

6. 老年人的单纯收缩期高血压,应从小剂量开始谨慎使用降压药物,一般使收缩压控制在 130～150mmHg 为宜。可选用钙拮抗药或转换酶抑制药,必要时加用少量噻嗪类利尿药。老年人压力感受器不敏感,应避免使用胍乙啶、α受体阻滞药和拉贝洛尔等药物,以免产生直立性低血压。

7. 如血压持续不下降,应寻找血压不降的原因,去除如睡眠、情绪的不利因素,可考虑用冬眠疗法;如出现肾衰竭,则降压药物以选用甲基多巴、肼屈嗪、米诺地尔、可乐定等为妥,且不宜使血压降的太低,以免肾血流量减少而加重肾衰竭。

(三)降压药使用的十原则

1. 服用降压药物切忌急于求成,降压不能过快,应循序渐进,平稳降压。

2. 降压药物宜选用分子长效药物,平稳控制血压上午与下午的两个高峰,并且分子长效药物依从性好,可以覆盖偶尔漏服。

3. 选用降压药物应根据患者的人种、性别、体重等,因人而异,对症下药。

4. 首次治疗应从单药开始,阶梯加药。严重高血压例外。

5. 联合用药优于大剂量单药治疗效果。

6. 熟练掌握并坚持使用几种降压药物,能把血压降下来且患者无明显不适,就是好药,新药、贵药、进口药未必是最好的。

7. 不能骤然停药或突然停掉某一药物,以免血压突然升高导致心、脑、肾等靶器官严重并发症。

8. 降压药物用药量须按规定剂量使用,不可超剂量服用。

9. 选用不影响情绪和思绪的降压药物。

10. 大多数病人的药物治疗须持之以恒地继续下去,除非不能耐受不良反应等原因,可改变治疗方案,更换降压药物。

在临床中实际使用时,患者心血管危险因素状况、靶器官损害、并发症、合并症、降压疗效、不良反应、经济因素等,都会影响降压药的选择。

第三节　高血压病预防对策

高血压病是常见的心血管病,是全球范围内的重大公共卫生问题,随着社会的进步,经济的发展,人口老龄化,生活逐渐富裕。食物中脂肪和热量增加;交通发达,体力活动减少,超重、饮酒、吸烟、精神紧张而导致血压增高的危险因素增多。因此,高血压的预防就要从以下几个方面进行。

一、均衡膳食

均衡膳食除获得均衡、充分营养外,还要保持正常体型,避免肥胖导致的高血压、冠心病、糖尿病等。"食物多样,谷类为主"及低钠、高钙、钾、镁食物是均衡膳食的基本原则,一般体力及脑力劳动者每日食物种类:谷类以 250～400g(粗细粮搭配);蔬菜 300～500g,以黄绿色为佳,如胡萝卜、红薯、南瓜、玉米、西红柿、芹菜、韭菜等;水果 100～200g;高蛋白,如鲜牛奶 200g,瘦肉 50g,豆腐100g,鸡蛋 1 个,鱼虾 100g,鸡鸭 100g;花生油 25g,食盐 5g,黑木耳 15g,有粗有细,有甜有咸,每餐七八分饱。

二、适量运动

以不同年龄、体质、习惯选择不同运动项目坚持 3 个原则:有恒、有序、有度,即长期规律,循序渐进,才能收到最大效果。

三、戒烟限酒

因烟、酒可使血压升高,促进血小板聚集,增加血栓形成的危险性,烟草中的主要成分尼古丁,可刺激心脏,促使肾上腺释放大量儿茶酚胺释放,引起血压升高。长期吸烟可引起小动脉长期收缩,导致平滑肌变性,内壁增厚,发生动脉硬化。所以戒烟势在必行;过量饮酒患者高血压危险性增加 70%～90%,每日饮酒量应限制在 10g 之内。

四、心理平衡

所有高血压的一级预防措施中最重要的一条就是心理平衡,血压与情绪的关系极为密切。兴奋过度、情绪低落、焦虑不安、精神紧张、睡眠不足等都会使交感神经紧张，分泌的激素增加，从而使血管持续收缩而引发血压上升，尤其高血压患者更为明显。反复受到不良刺激可使血压居高不下，极易诱发脑出血或冠心病猝死。因此，平时应讲究心理平衡，提高自控能力，避免过度的喜、怒、哀、乐，保持心情宽松平静，养成良好的睡眠习惯。培养适当的兴趣爱好，如下棋、看书、书法、绘画、种花、养鸟等。

五、自我监测血压

平时要掌握自身血压水平和变化规律。正常血压范围：收缩压（90～140）mmHg；舒张压（60～90mmHg），如发现异常（在不同时间测定 3 次为准）应找出引起血压升高的原因，采取必要措施，去除诱因，调整药物剂量。

六、控 制 体 重

长期医学观察发现，体重超过正常标准的 20％者，比较瘦的人患高血压多 2～3 倍，这与肥胖者营养过剩，摄取的糖类和脂肪过多有关。循序渐进控制饮食，主食要限制高脂肪、高糖类饮料，节制糖果、巧克力、饼干等，多食蔬菜和水果等低热量食物；长期坚持体育活动和体力活动。也就是我们平时说的要"管住嘴、迈开腿"。

七、健 康 饮 品

健康饮品的最显著特点在于它的成分和加工方法有别于一般饮料，且其功效已经得到科学实验的证实。日常生活中以茶为饮品除预防和改善治疗高血压外，还能调节人体机制平衡，增强人体抵抗力，极大地降低了由高血压引起的一系列并发症。这类中草药茶主要有罗布麻、决明子等。预防人体疾病的发生，主要指具有预防糖尿病，心、脑血管疾病及抗肿瘤等作用的饮料，如绞股蓝饮料等。恢复人体健康，主要指控制胆固醇、调节造血功能的饮料，如红枣饮料等。

第三章

细节决定健康——高血压患者居家调养

第一节 日常饮食

目前,我国面对的肥胖形势十分严峻。根据《中国居民营养与慢性病状况报告(2015年)》显示,全国18岁及以上成年人超重率、肥胖率分别为30.1和11.9个百分点。超重者达3亿人;中国男性肥胖人数4320万人,女性肥胖人数4640万人,高居世界第一。胖子多了,脂肪肝、高脂血症患者数量就会增长,高血压、糖尿病、脑卒中等疾病的发病率也会升高,肥胖正成为诸多慢性病的"万恶之源"。估计肥胖程度的最实用的指标是体重指数(BMI)和腰围(WC)。过多的体内脂肪堆积是促发高血压病的最重要因素之一。BMI=体重/身高^2(kg/m^2)。我国的标准为体重指数在18.5~23.9为正常,24.0~27.9为超重,≥28为肥胖。而腰围需要控制在男≤90cm,女≤85cm。体重指数≥24者,高血压的危险是体重正常者的3~4倍。超重10%以上的高血压病患者,如果体重减少5kg,就能有效降低血压。若在控制饮食的同时增加体力活动,效果会更好。减肥的速度因人而异。超重和肥胖者在6~12个月内减轻体重5%~10%为宜。

其实在我们临床接触体重超标的高血压患者非常之多,有些叫他吃药还愿意,可告诉他同时还要减肥,却很难接受,总是说:"哎呀,我这肥胖不好减,喝水都会胖"。其实说白了是懒惰在作怪,而有些患者在听从医生的建议后通过减肥血压控制平稳,整个人也感到精力充沛,充满活力,生活质量逐渐提高。

膳食与血压密切相关。合理膳食有利于血压调节,有利于高血压患者血压水平的控制,相反,膳食结构不合理、摄入高能量、高脂肪和高盐的膳食,可增加

41

超重、肥胖、糖尿病、高血压及血脂异常发生率。那么我们该如何健康膳食,控制高血压呢?

一、调整饮食结构

(一)限制盐的摄入

饮食应以清淡为宜,少吃咸食,吃盐过多,会使血管硬化和血压升高,每天吃盐应以 6g 以下为宜。

小心看不见的盐:味精、酱油、番茄酱、芥末;咸菜、酱菜等腌制品;香肠、午餐肉、酱牛肉、烧鸡等熟食;冰冻食品、罐头食品及方便快餐;甜品、零食、冰激凌、饮料等含钠盐也很高。

(二)控制热能摄入,减少高脂肪饮食

1. **少吃甜食** 如糖果点心、甜饮料、油炸食品等高热能食品,因其含糖量高,可在体内转化成脂肪,容易促进动脉硬化。

2. **少吃动物脂肪和高胆固醇食物** 如动物内脏、蛋黄、鱼子、各种动物油应少食用,因动物内脏含胆固醇量高,可加速动脉硬化,如肝、脑、心等应少吃。含胆固醇低的食物有牛奶(每 100g 含 13mg)、各种淡水鱼(每 100g 含 90～103mg)。而 100g 猪肝含 368mg,100g 鸡蛋黄含 1705mg 胆固醇。烹调时,选用植物油,可多吃海鱼,海鱼含有不饱和脂肪酸,能使胆固醇氧化,从而降低血浆胆固醇,还可延长血小板的凝聚,抑制血栓形成,防止卒中,还含有较多的亚油酸,对增加微血管的弹性,防止血管破裂,防止高血压并发症有一定的作用。

3. **宜多食含钾食物** 钾在体内能缓冲钠,富含钾的食物有黄豆、小豆、番茄、西葫芦、芹菜、鲜蘑菇及各种绿叶蔬菜;水果有橘子、苹果、香蕉、梨、猕猴桃、柿子、菠萝、核桃、西瓜等。

4. **宜多吃含优质蛋白和维生素的食物** 如鱼、牛奶、瘦肉、鸡蛋、豆类及豆制品。

5. **宜多食含钙食物** 高血压患者每天坚持吃高钙食物,能使 2/3 左右的人收到明显的降压效果。含钙的食物很多,如奶制品、豆制品、芝麻酱、虾皮、海带、骨头汤、黑木耳、核桃、沙丁鱼、鸡蛋等均含钙丰富。

二、高血压合并其他疾病患者的饮食

(一)合并肾功能不全的高血压患者的日常饮食

肾在高血压的发生、发展中扮演着重要的角色,肾的排泄功能的好坏将直接影响着血压的高低。当肾受损时,血液中反映肾功能的一些指标会发生异常,如出现蛋白尿、水肿等症状,血液中尿素氮、肌酐升高,严重时还会出现尿少等"尿毒症"的征象。在肾功能减退的患者中,除了加强降压治疗、减轻肾的负担以外,注重饮食的调节也是非常重要的。

蛋白质是人体非常需要的一种物质,能增强抵抗力、增加免疫力。但是,食物中的蛋白质在人体吸收过程中所产生的一些代谢产物必须从肾排出,肾功能减退以后,排泄功能也随之减退,必将会造成这些废物留在了体内,对人体造成危害。我们不能在肾发生困难的时候,继续增添肾的负担,加速肾的衰竭。在饮食方面,对每一位患者要根据不同的病情制订出不同的饮食控制方案,有些患者每天有大量的蛋白尿,蛋白质的严重流失不补充不行,肾功能的低下又不能承担正常的排泄重任。就会出现既要减少蛋白质的摄入,又要及时的补充蛋白的矛盾。

对肾功能减退的高血压患者进行饮食的控制需要十分小心,可以遵循以下的原则。

1. 选用优质蛋白 为了更多地补充蛋白质,又不至于增加肾的负担,一定要选用优质的蛋白质,如奶类、蛋类、鱼类和瘦肉类。

2. 增加蔬菜水果 多吃新鲜的蔬菜和水果,能补充各种维生素和矿物质,慎食动物内脏、鸡汤、排骨汤、豆制品、坚果类(瓜子、花生、核桃、开心果等)食物。摄入过量的磷会引起矿物质代谢紊乱,会导致继发性甲状旁腺功能亢进,引起皮肤瘙痒、肾性骨病等并发症。

3. 严格控制食盐 肾功能减退的高血压患者盐摄入过多,会增加血管内的容量,升高血压,加重肾的负担,引起水肿。因此,出现尿量减少和水肿时更应限制饮水量,每天的饮水量等于每天总尿量再加 500ml。

(二)合并糖尿病的高血压患者的日常饮食

众所周知,饮食管理对糖尿病防治是很重要的,特别是对于那些患有糖尿病并发症的患者就更需要科学的饮食。而糖尿病高血压又是我们常见的一种并发症,在日常生活中糖尿病高血压患者吃什么有助于自己控制血糖的呢?鉴于糖尿病高血压给患者带来的严重危害,所以在日常生活中,患者一定要注意自己的饮食习惯。

1. 低热量高纤维　糖尿病高血压患者控制热量摄入可使临床症状如呼吸困难等得以改善。另外还提倡高纤维进食,因为标准面粉、玉米、小米、燕麦等植物纤维高的食物可促进肠道蠕动,有利于胆固醇的排泄。少进食葡萄糖、蔗糖及果糖等这类单糖,易引起血脂升高。

2. 低脂肪高蛋白　糖尿病高血压患者还要注意远离富含饱和脂肪酸的食物,可用植物油代替动物油,可以吃一些含有不饱和脂肪酸的鱼,以帮助使胆固醇氧化,从而降低血浆胆固醇,另外还可延长血小板凝聚,避免血栓的同时还可防卒中及血管破裂等。另外还要保证有好的蛋白来源,如大豆及其豆制品等。值得大家注意的是,患者在接受治疗的时候一定要选择正规的糖尿病医院进行治疗,并做好防范措施,无论是从糖尿病饮食上或是用药上。

(三)合并痛风的高血压患者的日常饮食

高尿酸血症是痛风的重要标志。痛风是一组嘌呤代谢紊乱所致的疾病,其临床特点为高尿酸血症及由此而引起的痛风性急性关节炎反复发作、痛风石沉积、痛风石性慢性关节炎和关节畸形,常累及肾,引起慢性间质性肾炎和尿酸肾结石形成。一般认为,血尿酸盐的浓度在 $476\sim535.5\mu mol/L(8\sim9mg/dl)$ 以下者不须药物治疗,但应避免过食(特别是高嘌呤饮食)、酗酒、过劳、创伤及精神紧张等诱致急性发作的因素。血尿酸过高者应予排尿酸药苯溴马隆或抑制尿酸合成药别嘌醇治疗。

针对高尿酸血症的饮食原则为"三低一高":低嘌呤、低能量、低脂低盐、高水量。

1. 限制嘌呤摄入　选择低嘌呤食物:痛风急性期每天嘌呤摄入量限制在150mg 以内,饮食以米、面、蔬菜、奶类为主,禁食动物内脏、沙丁鱼、凤尾鱼、小虾、浓肉汤、扁豆、黄豆、菌藻类。痛风缓解期或高尿酸血症患者仍要禁食嘌呤含量高或特高的食物,限量选用含嘌呤 75mg/100g 以内的食物,可自由选用嘌呤含量低的食物。

2. 增加蔬菜和水果的供给　①水果:香蕉、枣、桃、梨、柿子、菠萝、橘子、苹果、红枣、葡萄、西瓜;②蔬菜类:土豆、西芹、茄子、芥菜、蒜苗、海带、紫菜、苋菜、油菜、白菜。

3. 多饮水　每天摄入2000ml的水可增加尿酸的排出，少喝肉汤、鱼汤、鸡汤、火锅汤。

4. 禁用刺激性食物　如酒及辛辣调味品等。

小贴士:温馨提示

具有降压作用的食物

(1)叶菜类:芹菜、茼蒿、苋菜、韭菜、黄花菜、荠菜、菠菜等。

(2)根茎类:茭白、芦笋、萝卜、胡萝卜、荸荠、马蹄。

(3)瓜果、水果类:西瓜、冬瓜、西红柿、山楂、柠檬、香蕉、水果、大枣、桑椹、茄子。

(4)花、种子、坚果类:菊花、罗布麻、芝麻、豌豆、蚕豆、绿豆、玉米、荞麦、花生、西瓜子、核桃、向日葵子、莲子心。

(5)水产类:海带、紫菜、海蜇、海参、海藻、牡蛎、鲍鱼、虾皮、银鱼。

(6)动物类及其他:牛奶(脱脂)、猪胆、牛黄、蜂蜜、食醋、豆制品、黑木耳、白木耳、香菇。

第二节　运动治疗

一、运动治疗的概念

在高血压病的防治中,运动疗法已被世界卫生组织国际高血压学会确认为是有效的降压措施之一。首先,我们必须了解运动疗法的一些基本概念。

(一)运动疗法

运动疗法指的是有目的、有规律、长期的体育锻炼,它不同于一般的体育活动,更不等同于体力劳动。因此需在专业医师的指导下制定详细的个体化运动处方,确定恰当的运动方式和运动量,指导患者进行运动训练,以达到治疗的目的。运动疗法是高血压病的一种基础性疗法。

(二)运动处方

由运动强度、运动持续时间、运动频率、运动形式及运动程序等几部分组成。简述如下。

1. **运动强度** 是运动处方的最主要部分,关系到运动的安全性和有效性。常用心率表示。心率(HR):心率与耗氧量有直接关系,且心率容易测得,所以常被当作运动强度指标。一般健康者的运动强度定为最大心率(220－年龄)的70%～85%(相当于60%～80%最大耗氧量)。对于患者,最大心率最好由运动试验直接测得,运动强度一般取60%～70%最大心率。

2. **运动持续时间** 由运动强度和患者的一般状况决定,通常70%最大心率的运动强度,持续时间为20～30分钟;高于此强度,持续时间可为10～15分钟;低于此强度,则为45～60分钟。

3. **运动频率** 即运动次数,它取决于运动强度和运动持续时间。高强度、长时间的运动,次数可以减少;低强度、短时间的运动,则次数应增多。通常中等强度的运动,每周至少3～4次。

4. **运动形式** 为有大肌群参与、具有节律性反复重复的动态有氧运动。常见的运动形式有以下肢为主的步行、踏车、上下楼、慢跑等;以上肢为主的运动有无支持的上举运动,上举负荷可逐渐增加,以及上肢在支持下的抗阻运动,如上肢组合训练器、上肢功率计;还有包括上、下肢同时参与的运动,如游泳、划船训练器等。从疗效而言,下肢运动比上肢运动更有效,上下肢均参与运动或交替进行运动训练的效果,比单纯上肢或下肢运动更好。

5. **运动程序** 热身运动:每次运动开始时,应先进行10～15分钟的热身运动。主要包括两部分,一是低强度的有氧运动,例如缓慢步行,目的是升高体温,使机体尤其是心血管系统做好准备;二是肌肉伸展和关节活动,目的是避免运动中肌肉和关节受到损伤。运动训练:包括以下几种形式。

(1)连续型:指无间歇期的连续运动。

(2)间断型:指运动时有间歇期。间歇时,可以完全停止运动,即被动休息,亦可以进行低强度运动,即主动休息。

(3)循环型:指几种运动形式交替重复连续进行。

(4)间断循环型:指在循环运动中加入间歇期。整理运动(凉身运动):在每次运动训练结束时,应有恢复期,使机体逐渐恢复到运动前的状态,避免由于突然停止运动而引起并发症。整理运动包括低强度有氧运动、调整呼吸、肌肉伸展、关节活动等,一般持续5～10分钟。

6. 坚持运动 当通过一定时期的运动训练产生效果后,应以较低的运动强度坚持长期训练。研究发现,若停止运动2周,体力便开始下降;若停止数月,疗效可以完全消失,体力降至训练前水平。

二、运动降压的机制

运动降压的机制涉及多个因素,诸如神经体液、血管结构及反应性、体重以及胰岛素抵抗降低等。具体体现在以下几方面。

1. 运动可改善自主神经功能,降低交感神经张力,减少儿茶酚胺的释放量,或使人体对儿茶酚胺的敏感性下降。

2. 运动可提升胰岛素受体的敏感性以及"好胆固醇"——高密度脂蛋白,降低"坏胆固醇"——低密度脂蛋白,减轻动脉粥样硬化的程度。

3. 运动能锻炼全身肌肉,促使肌肉纤维增粗,血管口径增大,管壁弹性增强,心、脑等器官的侧支循环开放,血流量增加,有利于血压下降。

4. 运动能增加体内某些有益的化学物质浓度,如内啡呔、五羟色胺等,降低血浆肾素和醛固酮等有升压作用物质的水平,使血压下降。

5. 精神紧张或情绪激动是高血压病的一大诱因,运动可稳定情绪,舒畅心情,使紧张、焦虑和激动得以缓解,有利于血压稳定。

三、制订合理的运动计划

不同程度的高血压患者应有不同的运动方式及运动量,而且每位患者应结合自身情况制订个体化的锻炼计划,例如,患者可以根据自己在运动前后脉搏的变化及自我感觉来调整运动量。

1级高血压患者可进行正常体育锻炼或中等强度的运动。

2级高血压患者可采用低强度的运动,如健身操、太极拳、步行等。

3级高血压患者可做气功锻炼及肢体按摩活动等。锻炼贵在坚持,可采取"三五七方式"。"三"指每次步行30分钟,3km,每日1～2次;"五",每周至少有5次运动时间;"七"指中等度运动,即运动强度为年龄加心率等于170。同时要保证足够的睡眠。鼓励每周运动至少3次或天天参加运动更好,且每次30～

45分钟为好。

四、运动前的"热身"准备工作

体育活动是一项有计划的锻炼,是要讲究一定的强度和量度的。因此,在进行锻炼之前要做好思想、物质和体力上的充分准备,以使锻炼能保质保量地完成。

1. 思想准备　体育运动要按照原定的锻炼计划进行,从小运动量开始,逐步增加到合适的运动量,效果要靠日积月累,决不能急于求成,盲目地改变锻炼计划,一定要循序渐进,贵在持之以恒。一定要下决心克服一切困难,坚持下去,尤其是当运动量增加时,只要在安全的范围内,尽量要坚持,要鼓励自己能够挺过暂时的难关。运动量大了,一下子不能适应,宁可减少运动量和不增加运动时间,也要每天坚持,不要轻易停止,养成每天锻炼的良好习惯。

2. 物质准备　体育运动要靠自己的努力完成,必要的物质准备是不能忽视的。着装要以轻便舒适为原则,无论是宽松的,还是紧身的,只要有利于肢体的伸展、关节的活动就可以,服装质地最好是棉织品能吸汗、透气,天气寒冷还要注意保暖,跑步、做操时可以戴手套。足上要准备一双轻便、合脚的软底鞋,既富有弹性,又不易打滑,能防止滑倒。

3. 体力准备　锻炼前的"热身"运动对保证完成运动计划是十分重要的,切不可以轻视。每个人在锻炼前是从静止状态到运动状态,一定要有适应性的过渡阶段,尤其是年老人或患有慢性病的人。要先活动一下肢体、活络一下关节,如搓搓手、挥挥臂、踢踢腿、弯弯腰,或者从行走到慢跑,使身体逐渐暖和起来、四肢活络,这样也能避免在运动时发生意外的损伤。天冷从室内到室外,温差的变化会很大,所以要做些按摩,如擦擦鼻、揉揉脸,使身体逐步适应外界的环境。

运动结束时,不要忘记做一下整理运动,如跑步后,再慢慢地行走一段路程,逐渐停下来;运动后再甩甩手转转腰,放松一下。天气寒冷,还要注意运动结束后及时穿上外衣,保暖以防着凉感冒。

五、掌握运动量

运动强度掌握得当才能保证运动的效果。高血压运动疗法倾向于中低强度。研究表明,低强度运动的降压作用比高强度的运动更好。尤其是对中度以上的高血压患者,不提倡高强度运动。有种简单的判断方法,是看运动时的最大心率。国外的一般参考数是220减去年龄,再乘上50%～60%,体质好的人乘的百分数就略多一些,患有高血压的患者最好略偏低一些。还有一个更重要的指标,就是你自己当时的感觉。譬如运动同时可以说话、哼歌为适宜。运动后以不发生头晕、心慌气短,不是非常疲劳为度。如果运动结束后1小时心跳频率还是高于平时,那就是运动强度过大。运动后晚上难以入睡,或第二天过于疲乏醒不来,也提示运动强度可能过大了。提醒大家。结合这两方面找出适合自己的运动强度和衡量方式。还要注意的就是,要从小运动量开始。不能猛然增加运动量,突然做高强度运动。运动前做好充分的热身工作,运动后做好整理工作非常必要。

六、劳动替代不了运动锻炼

有人认为,体力劳动和运动锻炼同样是消耗体力、运动四肢,身体得到了锻炼,所以体力劳动者不必再专门进行运动锻炼。这种认识是错误的。虽然体力劳动和运动锻炼都是体力活动,具有许多共同点,但两者所起的作用并不等同。

体力劳动时,不论是从事工业或农业劳动,由于工种限制,身体常常是按照某种固定的姿势做局部的连续活动,动作比较单一,全身各部分肌肉的负担轻重不均,往往只有那些参加活动的肌肉、骨骼才得到锻炼。而运动锻炼能使身体各部位都得到锻炼,是一种全身性的均衡协调运动。体力劳动的另一特点是,肌肉负荷较重但对心肺功能锻炼不足,而运动锻炼能让心肺功能得到更好的锻炼。再则,体力劳动往往在动作上不考虑人体关节、肌肉运动的规律,此时,需要通过适当的体育健身来弥补。相比于体力劳动,运动锻炼有利于人体骨骼、肌肉的生长,改善血液循环系统、呼吸系统、消化系统的功能状况,提高机体抗病能力。此外,体力劳动和运动锻炼环境的差异也会导致人的心态不一样。有的体力劳动工作环境是在狭窄的空间内,接触不到外面的新鲜空气和充足的阳光;有的体力劳动需长时间保持站立、端坐或弯腰体位,会产生疲劳和厌倦感。而体育运动多在室外进行,空气新鲜,日光充足,活动形式多种多样,有伸、屈、展、转、滚、爬、跳、弹、弓等动作,有助于消除精神的紧张与压力。尤其是运动锻炼中的集体项目与竞赛活动,可以培养人的团结、协作及集体主义精神,

49

会使人变得愉快而富有朝气。

七、高血压患者运动的宜与忌

高血压患者运动宜经常进行体育锻炼,适量的运动会提高血管壁的弹性,让血管能够保持良好的舒张功能。对于心血管疾病-高血压患者来说,最好的锻炼时间是傍晚。

在锻炼时可采取有氧运动的活动方式,例如走路,走路是最简单易行的降压运动,每次30分钟,每天行走时间的总和最好在1小时以上。运动姿势,宜昂首挺胸,迈大步,摆动双臂。一般快走的步幅约为身高的1/3,大步疾行的步幅稍小于身高的一半,可以平路与坡路交替行走。在呼吸方面,建议边走边做腹式深呼吸,如3步一吸,5步一呼。高血压患者应该选择那些体力负荷不大、动作简单易学、不过分低头弯腰、但全身又能得到活动、动作较缓慢的运动,如太极拳、散步、慢跑、乒乓球、羽毛球、交谊舞等。据检测,高血压病病人打完一套太极拳,收缩压可下降10mmHg。多数高血压病病人锻炼后,可使头晕、心悸等症状有所减轻,血压也有不同程度的下降。

高血压患者运动禁忌如下。

1. 勿过量或太强、太累。要采取循序渐进的方式来增加活动量。

2. 注意周围环境气候。夏天避免中午艳阳高照的时间;冬天要注意保暖,防卒中。

3. 穿着舒适吸汗的衣服,选棉质衣料,运动鞋等是必要的。

4. 选择安全场所,如公园、学校,勿在巷道、马路边。

5. 进行运动时,切勿空腹,以免发生低血糖,应在饭后2小时。生病或不舒服时应停止运动;饥饿时或饭后1小时不宜做运动;运动中不可立即停止,要遵守运动程序的步骤;运动中有任何不适现象,应立即停止。

八、对高血压有益的运动

高血压病康复体育的运动类型选择要以有氧代谢运动为原则。要避免在运动中做推、拉、举之类的静力性力量练习或憋气练习。应该选择那些有全身性的、有节奏的、容易放松、便于全面监视的项目。有条件的可利用活动跑道、自行车功率计等进行运动。较适合高血压病康复体育的运动种类和方法有太极拳、医疗体操、步行、健身跑、有氧舞蹈、游泳、娱乐性球类、郊游、垂钓等。

1. 练功　以放松功较好,也可酌用站桩功、强壮功和动功等。练功原则强调"松""静""降"。要求配合意念和简单的动作。意念的部位宜低于心脏位置,如丹田、涌泉穴等。呼吸宜用顺呼吸法,不宜采用停闭呼吸法。要适当延长呼气,以提高迷走神经的兴奋性。动作宜采用大幅度的有松有紧,有张有弛的上下肢及躯干的交替和联合运动,切忌持续性紧张的长时间等长收缩运动。练功每天至少 1 次,每次 30～45 分钟。据报道,一次练功后可使收缩压下降 16～18mmHg,舒张压也有下降。一般在练功 2 周左右后见效。有报道,一组用药物治疗血压仍未能很好控制的病例,在练功后血压得到有效控制。在巩固期加用练功更为有效,常可使维持用药量减少 1/3～1/2,并使血压维持平稳。

2. 太极拳　由于太极拳动作柔和、肌肉放松且多为大幅度活动,思绪宁静从而有助于降低血压。高血压患者练完一套简化太极拳后,收缩压可下降10～20mmHg,长期练习太极拳的老年人安静时收缩压的平均值约比同年龄组老年人低 20mmHg 左右。高血压患者打太极拳时最重要的是注意一个"松"字,肌肉放松能反射性地引起血管"放松",从而促使血压下降。此外,打太极拳时要用意念引导动作,使思想高度集中,心境守静,这有助于消除高血压患者的紧张、激动、神经敏感等症状。

3. 步行　步行可按每分钟 70～90 步开始,每小时步行 3～4km 的速度,持续 10 分钟。主要适用于无运动习惯的高血压病患者作为一种适应性锻炼过程。以后可逐渐加快步速或在坡地上行走。国内应用医疗步行(平地行走加上下小山坡)治疗高血压取得较好疗效。

其方法举例如下。

(1)1600m 平路,用 15 分钟走完 800m,中途休息 3 分钟后继续走完剩余的800m。

(2)2000m 平路,用 18 分钟走完 1000m,中途休息 3～5 分钟后继续走完剩余的 1000m。

(3)2000m 路程,中间有两段各长 100m,斜度 5°～10°的短坡,用 20～25 分钟步行 1000m,休息 3～5 分钟,继续用 7～8 分钟,走完 500m 平路,休息 3～5分钟然后用 20～30 分钟上山,中间可适当休息。上山后休息 5～10 分钟,然后下山。

具体方法可因地制宜,因人而异,但必须坚持循序渐进,每次活动以不出现不适反应为宜。根据个人体力情况,可采取走、跑交替方式,也可加快步速、延长距离等方法逐渐增加运动量。

4.健身跑 在进行健身跑前要到医院征求专科医生的意见,进行体检如:心电图运动试验、检查心功能和血压对运动的反应性。高血压病患者的健身跑不要求一定的速度、频度,可根据个人对运动的反应和适应程度,采用每周3次或隔日1次,或每周5次等不同的间隔周期。一般认为若每周低于2次效果不明显。若每天运动,则每次运动总量不可过大,如果运动后第二天感觉精力充沛,无不适感为宜。

5.按摩或自我按摩 按揉风池、太阳及耳穴,抹额及掐内关、神门、合谷、足三里,可助降压和消除症状。

小贴士:温馨提示

首先,对付高血压,目前最有效的方法是药物,其他的疗法只能是辅助,运动疗法也是如此。当然,经过一段时间合理运动,可在医生的指导下根据近期的血压变化,调整原有的用药剂量。切忌盲目停药,否则高血压会杀你的"回马枪",置你于险境之中。

其次,运动疗法并非人人皆宜,只适合于正常高值、1期与2期高血压,以及部分病情稳定的3期高血压病患者。至于血压波动大的不稳定3期高血压患者,有严重并发症(如严重心律失常、心动过速、脑血管痉挛、心力衰竭、不稳定型心绞痛、肾衰竭)的重症高血压患者,以及运动中血压过度增高,如高于220/110mmHg者,不宜做运动,以静养为主。

最后,运动前应向医生咨询,在医生的指导下选择适宜的运动项目,不要盲目仿效他人。要知道,人有个体差异,适合你的才是最好的。最后提醒你,运动疗法非一朝一夕所能奏效,贵在坚持,终身相伴。

第三节 心理治疗

一、心态影响血压

高血压病是一种身心疾病。不但可因过分紧张的工作和学习产生心理压力,引起中枢神经和自主神经调节紊乱而诱发高血压,并且不良的心理活动如抑郁、焦虑和恐惧,也可引起压力反应,血压波动和促进高血压病发展。心理活动的好与差还对患者的躯体症状、生活质量、控制效果和预后产生不同的结果。所以,保持一种良好的心态,有利于维持稳定的血压。

国内外医学专家研究表明,高血压病人生活在社会中,受到内外环境因素的刺激。如果这种刺激超过个体的认知评价和应对能力,且不能有效释放和解除的话,那么,由此生成的抑郁、焦虑和恐惧等恶劣心态就会成为血压升高的促发因素,使病情处于极不稳定状态。持续下去呈恶性进展,就有可能导致心血管病急性事件发病率增高,严重危害健康。相反,如果高血压病人能够正确对待疾病,保持良好心态和得到良好客观支持,如乐观豁达,精神愉快;遇到不良刺激时能较好应对,及时调节不良心态,防范恶劣情绪的产生;具有良好的就医条件,温馨的家庭环境和营养丰富的饮食供给时;这样一方面可改善病人对生活的态度,感到人生的美好,为了自身健康而按时服药,坚持治疗,提高用药依从性,达到长期控制血压的目的。另一方面良好心态本身有利于中枢神经和自主神经调节的稳定,可防止血压的大幅度波动;有利于提高药物效果,使用小剂量药物就具有事半功倍的良好疗效,降低药物不良反应和降低心血管病急性事件的危险性。综上所述,高血压患者不仅要重视药物治疗,同样要注意心理调节,尽量保持良好心态,以更好控制血压,维护健康。

二、性格与高血压的关系

在日常生活中,我们常会看到一些人情绪激动时,面色发红、发白、发青,甚至在盛怒之下猝然昏倒而发生卒中,这是什么原因呢?主要是剧烈情绪变化引起血压突然升高的缘故。据调查,个性过强,容易激动,遇事急躁,难以自抑,过分自负,刻板固执,多疑多虑,个性怪僻,或压抑并抱有敌意,具有攻击倾向的人,均可引起体内代谢失调,生理功能紊乱甚至罹患高血压。有人报道这种性格的人,在一次调查中占高血压组的19.71%,这意味着这种极端内向型的个性特征,是高血压病的一种易患因素。

为什么上述性格的人容易发生高血压呢?这是因为人在情绪改变时,大脑皮质和丘脑下部兴奋性增高,体内常产生一些特殊物质,如肾上腺素、儿茶酚胺、血管紧张素等,这些物质会使血管痉挛,血压增高。原发性高血压是生物因素与社会心理因素综合作用所致的疾病。国外一些人格心理研究者认为,人格决定人对环境的独特适应性,而高血压的发生可以说是心身系统不能适应环境变化的结果。环境变化包括自然界的,也包括社会的。生活中常有所谓的紧张事件,认识往往是决定一个人对紧张事件是否适应以及适应的强度和持续时间,这恰恰是造成高血压病的重要因素。另一方面是人格特征影响着人对环境变化所致的反应。首先是生理反应,每个人的生理反应具有不同特征。有的人遇到刺激,生理反应迅速、持久、明显;有的人则相反。这种不同的生理反应正是人格特征致病作用的途径。其次是心理反应,个体遇到紧张刺激后,所做出的主要心理反应是情绪变化,而人格特征则会影响到情绪变化反应的形式。不良刺激包括悲哀、愤怒、忧郁等,如果长期存在于个人机体中,无疑会导致某些生理、生化指标长期处于高水平状态,使某些器官所承担的负荷加重,甚至受损,最终导致器官衰竭,造成机体发病。

综上所述,不良情绪是高血压发病的基础之一,而性格特征则是这个基础的重要因素,因此,要预防高血压的发生,必须做到适劳逸、调情志、节嗜好、慎起居,保证正常心理环境,矫正不良个性。

三、合理安排生活

保持生活有规律,坚持健康的生活方式都对降压治疗具有非常大的帮助,所以患者在平时一定要根据自己的高血压病情合理安排日常生活。下面给大家介绍适用于各个发病时期高血压患者的科学的生活安排方法。

(一)中午小睡

经过一上午的操劳患者需要在中午的时候小憩一会儿,对有效的控制血压非常有益。尤其是工作了一上午的高血压病患者在吃过午饭后稍稍活动,应小睡一会儿,一般以30分钟至1小时为宜,老年人也可延长30分钟。无条件平卧入睡时,可仰坐在沙发上闭目养神,使全身放松,这样有利于降压。

(二)晚餐宜少

晚餐的进食量对患者的血压有直接的影响作用,所以患者一定要注意晚餐宜少的原则。有些中年高血压病患者对晚餐并不在乎,有时毫无顾忌地大吃大喝,导致胃肠功能负担加重、影响睡眠,不利于血压下降。晚餐宜吃易消化食物,应配些汤类,不要怕夜间多尿而不敢饮水或进粥食。进水量不足,可使夜间血液稠,促使血栓形成。

(三)娱乐有节

适当的娱乐可以帮助患者调整心情对康复有利,但是患者一定要注意娱乐必须有节制。睡前娱乐活动要有节制,这是高血压病患者必须注意的一点,如下棋、打麻将、打扑克要限制时间,一般以 1～2 小时为宜,要学习控制情绪,坚持以娱乐健身为目的,不可计较输赢,不可过于认真或激动,否则会导致血压升高。看电视也应控制好时间,不宜长时间坐在电视屏幕前,也不要看内容过于刺激的节目,否则会影响睡眠。

(四)睡前泡足

这是患者需要养成的一个健康的生活习惯。在生活中高血压患者要做到按时就寝,养成上床前用温水泡足的习惯,然后按摩双足心,促进血液循环,有利于解除一天的疲乏。尽量少用或不用安眠药,力争自然入睡,不养成依赖催眠药的习惯。

以上这些日常生活的安排方法都对治疗高血压具有非常显著的辅助作用,所以患者在平时一定要注意做好这些高血压的保健工作,通过这些方法合理安排自己的生活,促进降压治疗的顺利进行。

四、高血压患者心理的宜与忌

神经免疫学研究指出,良好的心境可使机体免疫功能处在最佳状态,这对抵抗病毒、细菌及肿瘤都至关重要。突然的心理应激可造成心动过速、血压升高、外周血管收缩、心律失常,直至心室颤动、猝死,这在临床上已屡见不鲜。即使是慢性心理压力,如工作负担过重、人际关系不和等,也能通过促使血液黏度增高或血胆固醇、血糖升高而对心血管系统造成不利影响。因此,高血压病患者更应心胸开阔,避免产生紧张、急躁、焦虑等不良情绪。

(一)保持好心情

生活当中我们经常听到有人这么说:血压高的人不能太激动,高血压病人不能受刺激,这些说法都是有科学依据的。换句话说:心情与高血压有直接的关系,情绪不稳,定会直接危害高血压病人的身体健康。现代医学研究表明,通过各种方式的心理或情志疗法,对改善高血压患者的自觉症状,稳定和降低血压,均有良好的作用。控制血压首先要控制自己的情绪,那么如何控制情绪防治高血压呢? 自我暗示解除不良情绪。高血压患者常有情绪紧张的现象,不会自我放松,这对保持正常血压极为不利,自我暗示疗法可以有效缓解这种情况。

1. 保持心情平静,排除杂念 心里反复默念"放松—放松—放松",同时将意念集中于足心的涌泉穴,想象全身的病气、怒气、疲劳之气全部由涌泉穴出,排出体外。此方法每天至少 3 次,做时最好保持站姿,每次不要少于 3 分钟。

2. 晚上洗足时,将双足放到热水盆中 两眼微闭,面带微笑。心里默念"放松—放松—放松",同时将意念集中于足心,打开涌泉穴,全身的病气、不愉快情绪及疲劳感——排入了水中。时间持续 3 分钟。此方法也可在晚上淋浴时进行。

(二)宜愉快地交谈

举一个例子,几名老年人来到候诊室,接受治疗,患者们都十分面熟。他们互相询问病情,互相安慰,互相勉励,这其实已经对症状进行了一半的相互治疗。如果与相信这一效果的医生的交谈很愉快,心情就更加稳定,很快会健康恢复,甚至出现不需要吃药的现象。这是交谈有助于治疗的典型效果。

交谈时,我们进行的是轻微的腹式呼吸。这种呼吸方法有助于使肺愉快地活动,在不知不觉中,使肺功能保持了活力。我们进行极其普通的呼吸时,构成肺的 7 亿~8 亿个的细胞(发挥着血液输送氧气,排出血清中二氧化碳的作用)并不是全部活动,而是有一半,甚至 2/3 的细胞处于休息状态。但是,如果改为腹式呼吸,由于进入肺中的氧气量要比普通呼吸时增长很多,所以许多细胞功能活跃,肺功能也被加强。而且,新鲜的氧气到达身体各个角落,各脏器功能变得活跃,促进了身体健康。各种健身法都重视腹式呼吸就是这个缘故。用声乐、歌谣、吟诗等养成腹式呼吸习惯的人总体上来说比较长寿,就是这种呼吸方法的结果。因为交谈时不是深呼吸,是轻微腹式呼吸的连续,所以其对健康的好处比普通的呼吸要大得多。

不过,想利用交谈消除紧张的人,应掌握好分寸,如果交谈时间过长,反而会效果不佳,会使喉咙受伤,引起不适感。

(三)忌情绪激动

一切忧虑、悲伤、烦恼、焦急等不良情绪及紧张和疲劳,均可使交感神经兴奋,血中儿茶酚胺等血管活性物质增加,引起全身血管收缩、心跳加快、血压升高,甚至可引起脑卒中。因此,高血压病患者应注意控制情绪,做到性格开朗,情绪稳定。

(四)高血压患者忌情绪消极

高血压病患者可能有明显的家庭史,即遗传相关因素,也可能是由于动脉病变而造成的,但是人们的生活习惯,特别是紧张刺激和饮食习惯,也会对高血压病有明显的影响。在人情绪活动的同时会伴随一系列复杂的体内生理变化。如果是良好的、积极的情绪状态,会对人的心血管系统有促进作用,能为人的神经系统功能增添新的力量,能充分发挥机体的潜能;但是,不良的、消极的情绪活动,虽然可以短暂地激发机体对恶劣环境刺激的适应性反应,但总的来说,会对机体产生有害的作用。

例如人在受到威胁的情况下,会产生焦虑和愤怒的情绪,使心率加快,血压升高,血管收缩。如果这种情绪反应是短暂的,则体内的生理、生化变化会很快复原,身体不会受到影响。反之,如果这种情绪反应受到压抑,得不到必要的疏通和发泄,持续时间过长,就会使人的整个心理状态失去平衡,体内的生理、生化不能恢复正常,持续下去,就很容易导致高血压病的发生。

实验观察发现,凡是能引起情绪波动的有关的心理社会因素的谈话,如涉及工作、婚姻家庭以及经济上的困难时,都会引起心电图不同程度的变化。所以不良的心境如悲伤、自责和沮丧、愤怒、高度紧张、急躁好胜、激动等,都是引发高血压病的因素。要摆脱消极心境对健康的影响,可采用以下几种方法。

1. **弥补法**　对突发的外来刺激,可通过努力工作来弥补精神创伤和心理伤害。

2. **转移法**　积极参加文体活动,借以转移注意方向,松弛紧张情绪。

3. **劝说法**　扩大交往,结识良师益友,寻求安慰和疏导,以减轻心理冲突。

俗话说"人非草木,孰能无情",面对来自外界的各种刺激,要摆脱不良的心境,做情绪的主人。

57

(五)忌心理压力大

高血压病在过去一向被视为"老年病"。可如今,随着社会经济的发展和人们生活方式的改变,高血压正逐步年轻化。据中国高血压联盟的调查显示,10年前高血压在各年龄段比例 20 岁以下 5.6%,20—40 岁 14.36%,40—60 岁 43.92%,60 岁以上 36.12%;2016 年 7 月统计高血压在各年龄段比例 20 岁以下 7.9%,20—40 岁 17.66%,40—60 岁 39.68%,60 岁以上 34.76%。所以年轻人也要关注自己的血压健康,学会释放压力,"高血压"现在真不是"老年病"。

中国的传统观念,男主外女主内,很明显男人的压力比女性的大,一项新的研究显示,与工作有关的烦恼和其他心理压力都有可能会引起高血压,但对于男性而言,工作压力的影响尤其重要。在这项新的研究中,加州伯克莱分校的研究人员发现,在调查的 20 年间,除了传统的高血压危险因素,比如吸烟、不运动和体重超重外,被调查的加州 2400 人中有 27% 是因为严重的心理压力而引起高血压。50% 的男性会因工作的不安全感和感觉工作表现不充分而发生高血压。对于女性来说,一个地位低的工作只是可能引起高血压的一个工作相关因素而已。一般女性更容易受到人际关系的影响,比如孤独,就有可能很大地影响到健康。

该分校人类实验室的莱文思基博士说:这项新的研究提示人们,心理因素对男女影响结果不一样;研究人员说,性别的不同可能是导致男女心血管系统对压力反应不同的原因。不过,这也仅仅是个猜想而已,但事实表明,失业威胁或现实对男性的影响尤其大,不论是心理上的还是实际生活中。研究人员还指出,此外已有研究认为,男人压力大容易染上高血压,男性对工作相关压力尤为敏感,而女性则受到家庭及朋友的压力影响比较大。

高血压的形成主要与血管张力的增加和血液容量的增加有关。对于中青年人,高血压的发生主要与神经系统过度兴奋(紧张)和内分泌系统功能改变,导致血管过度收缩(血管张力增加)有关;对老年人而言,主要与血管壁的硬化,特别是动脉粥样硬化有关,使得大血管弹性降低,导致收缩压显著升高、舒张压降低、脉差增加。一般来讲,高血压与遗传、体重、饮食、精神和心理等因素有关。现代社会生活节奏快、工作压力大、精神紧张以及不健康的生活方式和肥胖是导致中青年高血压患者越来越多的重要原因。

研究还发现,容易激动、好竞争、常觉时间不够而又有压力感的人,过于耿直的人,胆小怕事的人患高血压的机会比较多。总之,心理状态的好坏与血压有着直接的关系。

(六)忌悲痛时忍哭

人在情感起伏波动时,眼眶里或是噙着泪花,或是泪水夺眶而出。在生物界里,只有人类才会因释放情感而流泪,流泪是人类特有的行为。最善于用流泪来表达情感的人就是影视演员,他们越进入角色,流泪越自然就越感动人,也越能抓住观众的神经,观众便自然而然地跟着演员的喜怒哀乐而流泪。我们每一个人都曾经在悲欢离合、胜利失败、痛苦欢乐的时刻流过泪。不管是哭还是笑,都会以流泪来表达这些情感变化。

在第28届夏季奥运会的女排决赛中,中国女排在先失2局的情况下,奋力反击连扳3局。在第五局决胜局的比赛中,随着张越红在4号位的一记重扣得分,中国队拿下了决胜局,战胜了俄罗斯队,获得了本届奥运会女排比赛的冠军。此时,全体女排姑娘为这次来之不易的冠军相互拥抱,热泪盈眶。然而,唯独女排的男教练陈忠和笑眯眯地没有流泪。

科学家认为,流出眼泪之后,人们释放了感情,减轻了压力,使不平衡的心理状态又重新恢复平衡。无怪乎,女人的寿命比男人更长,其中一个因素就是女人比男人更常流眼泪,更容易达到心理平衡,免疫力也就更强,存活的时间也更长。男儿有泪不轻弹,即使受到天大的委屈也不流泪。如果你不愿意哭或不会哭,那么在精神上或身体上就会出毛病。我有一位同学,是位学者,受到不应有的排斥打击后,他据理力争,就是不屈服,一股气窝在心里,最后患胃溃疡出血躺在医院,有人笑他宁愿出血也不愿流泪。据专家统计,女人哭的频率是男人的5倍,而且男人的泪水只在眼睛里噙着,很少流泪或哭出声的,当然心理也就不容易获得平衡。值得指出的是,流泪也要像演员那样有技巧,适可而止,如果像林黛玉的那个哭法,不但谁都受不了,还会因悲伤过度而折寿。

我国自古以来就有"男儿有泪不轻弹"的说法,其意思是说,男子汉应该坚强,不能动辄哭泣,即使十分伤心、悲痛,也应严加控制。这对男子汉的性格修养来讲,是有其积极意义的。但是,从生理保健的角度来看,却是不健康的。

有一位心理学家曾做过一次调查,他把一些成年人按照血压的状况分为2组,即血压正常者为1组,高血压者为1组。然后,一一调查他们是否哭泣过。调查结果是:血压正常者中,87%的人悲伤时都哭泣过;高血压者中,绝大多数是从不流泪的人。虽然不能因此就断定血压变化与哭泣有关,但人在悲伤时哭一哭,对身体健康还是有好处的。当在痛苦的时候,人会自然感到悲伤,这种情感对人精神上不但会产生很大的压力,而且对人生理上也会产生一系列不良影响,会使人神经处于紧张状态、食欲减退、内分泌功能失调等。这种情感如果得不到发泄,而强行压抑,就会使人体健康受到损害。如果悲痛欲绝时大哭一场,使悲伤之情得以宣泄,精神上可顿时觉得轻松得多,这对健康无疑是很有益处的。

因此,遇到悲伤时,尽可顺其自然地宣泄一下,不必强行抑制哭泣。

(七)忌妒火中烧

《黄帝内经·素问》指出"余知百病生于气也"。妒火中烧,可令人神不守舍、神气涣散、精力耗损、瘀滞凝结、精血不足、外邪入侵、肾衰阳失,疾病滋生。据现代医学研究,大部分具有妒忌心的人会出现消化能力差、恶心、头痛、胃痛、痛经、神经性呕吐、过敏性结肠炎、心悸、早衰等现象。

妒忌是一种痛苦、难堪的情绪反应,它包含有醋心、怨恨、愤怒、沮丧、羡慕等多种感情因素。它能使大脑皮质下丘脑-垂体促发肾上腺皮质激素分泌增加,引起人体免疫功能紊乱,大脑功能失调,抗御疾病的能力减弱,从而使高血压、冠心病等心血管疾病,周期性偏头痛等疾病加重。

因此,高血压病患者不宜妒火中烧。为了自身的健康,应该培养开阔的胸怀,树立豁达的精神,去掉妒忌之心。

(八)高血压患者忌抑制叹息

叹息,从生活意义上说,是消极、悲观的表现。因此,不少人总是抑制叹息,但是从生理学和心理学角度来看,在碰到难题、无可奈何时,叹息一下,对健康却是有益的。

当人们在受到挫折、忧愁、思虑时,叹息后便会有胸宽郁解之感;当人们惊恐、惆怅时,叹息有定心安神的作用;当人们工作紧张或疲劳时,叹息有使神经松弛的作用。

叹息时,吐音不同,会收到不同的效果。例如,吐"吁"字养肝,吐"呵"字强心,吐"呼"字健脾,吐"泗"字清肺,吐"吹"字固肾。但要注意吸气顺其自然,口型、吐音、动作要协调配合。曾有医生给临场前的运动员和心理紧张的考生进行体检时发现,让他们叹息几声,可使收缩期血压下降 $10 \sim 20\text{mmHg}$,舒张期血压下降 5～10 mmHg,呼吸和心跳减慢,心理紧张状况得到改善。因此,在生活中尽可不必抑制叹息。

(九)忌抑郁

美国得克萨斯大学的一项研究发现,每天快步走 30 分钟,能有效帮助抑郁症患者摆脱低落的情绪,迅速提起精神。

研究人员对 44 名年龄在 18－55 岁的抑郁症患者进行了测试。这些患者被确诊为抑郁症之后,没有服用过任何药物。在研究过程中,被测试者每天快步走 30 分钟。随后,对这些被测试者进行问卷测试,发现几乎每个人都表示"心情很好,觉得浑身充满活力"。

研究人员认为,运动不光对抑郁症患者有效,对没有任何心理疾病的人而言,同样是提升心情的好方法。

现代社会,特别是女性,随着年龄增长,产生抑郁和焦虑的同时会产生高血压。比起无忧无虑的人来,焦虑和沮丧的男性患高血压的危险性是前者的 2.5 倍,一名白人女性危险性为前者的 2.7 倍,而一名黑人女性危险性为前者的 4 倍。这一结果来自一项对 3310 名 25－64 岁的人的调查。调查从 20 世纪 70 年代开始,跟踪调查分 4 个阶段进行,共延续了 22 年。到 1992 年,研究人员发现,16% 的被调查对象出现高水平的抑郁,39% 的调查对象出现中等水平的抑郁。25% 的黑人女性经历了高水平的抑郁。

(十)忌拒绝倾诉

"人有悲欢离合,月有阴晴圆缺"。在生活中,需要与各种各样的人打交道,需要处理各种各样的事情,这就难免会遇到挫折和坎坷,产生悲伤、愤懑、难免心情郁闷。碰到这种情况时应泰然处之,找个知心朋友,畅所欲言,理智地倾诉一番。若拒绝倾诉,把忧思悲伤深藏在心底,这是有损健康的。

长期忧郁是健康的大敌。"思伤脾""怒伤肝""忧伤肺""恐伤肾",这是中医学经过长期实践的结论。精神刺激引起的抑郁不舒,可导致"肝气郁结",轻者使人神经衰弱、内分泌紊乱;重者会导致精神失常、患高血压病及心血管病,并会降低人体免疫功能,折损人的寿命。因此,不宜拒绝倾诉。通过倾诉,可使心理和生理的压力大大缓解。当心烦不快、悲伤恼怒时,大胆地向你值得信赖的、头脑冷静的朋友去倾诉,尽可能痛快淋漓地把心中的郁闷全盘倾诉出来。如一时找不到倾诉对象,在不影响他人的环境下,亦可自言自语地自我倾诉。

五、看书读报、练书画有利健康

书画疗法,是指通过练习、欣赏书法、绘画来达到治病目的的一种自然疗法。书画疗法的养生治病作用是多方面的,舒心养性、畅情逸志、宁心安神、健脑益智、延年益寿等方面的功效十分显著,其对高血压病防治十分有益。以血压为指标,将经常练习书画者与初学书画者进行对照观察,结果两组血压均有不同程度的下降,但经常练习书画者的降压程度明显优于初学书画者。至于书画疗法的降压机制,主要与书画疗法可以调节情绪、疏肝理气、平肝潜阳密切相关。当人们挥毫之时或潜心欣赏书画时,尘念会逐渐减少、杂念会逐渐排除,可达到"精神内守""恬淡虚无",故而可以"形劳而不倦""心安而不惧",从而使郁结的肝气得以疏解、上亢的肝阳得以下降,上升的血压得以降低。

书画疗法的运用方式,可分为书画练习及书画欣赏两类,其具体内容又可分书法、绘画两类,其中书法是指用笔来书写楷书、草书、行书、篆书、隶书等文字的一种艺术,用毛笔书写的称其为传统的软笔书法,以钢笔、圆珠笔等工具来创作的称为硬笔书法;绘画主要是指中国传统的绘画艺术"中国画",其中包括人物画、山水画、花卉画、禽兽画、虫鱼画等。以上两类形式和内容,均适合于1、2级高血压患者根据个人爱好和条件选用。书画疗法中的注意事项如下:

1. 每次书画时间不宜过长,一般每天1～2次,每次时间以30～60分钟为宜,不宜操之过急。

2. 在书写和绘画运笔过程中,宜"意守笔端""凝神点画",尽量做到心神安定。

3. 为了治疗高血压病,书画疗法需长年坚持,锲而不舍,方能见效。

六、倾听音乐妙处多

音乐是我们都比较喜欢的,在闲暇的时候都喜欢听音乐,它可以排解我们心中的不快乐情绪,那你知道吗? 它还有一项好处就是:高血压患者听音乐有助于降低血压。听了有些惊讶吧! 那就来一起看看吧!

音乐能让奶牛产更多的奶,音乐也能有助于病人好得更快。在外科手术过程中播放音乐,麻醉药的剂量能够减少50%;具有很好的镇痛效果;特别是在术后的恢复过程中,音乐能够完全取代镇痛药物。在国外的临床实践中,有很多医生将音乐治疗用于产妇分娩上,结果都十分明显地减轻了产妇的疼痛。同样,听音乐也能够降血压,高血压病人在接受音乐治疗后,大部分人群都会发生血压明显下降、临床病症减少的现象。研究认为,是音乐触发了血流中一氧化氮的释放。音乐对血液的影响只有数秒时间,但是由最喜欢的音乐积累起来的好处却能持续下去,而且对所有年龄段的人都有裨益。我们都在寻找更省钱的治疗方法,帮我们改善患者的心脏健康。我们认为,音乐就是个很好的处方。这项发现是分析音乐对人体影响的大规模研究的一部分。科学家们发现,"红辣椒"乐队和麦当娜的歌曲可以提高人的忍耐力,而18世纪的交响乐则可以提高人的注意力。至于对体内血液的影响,关键不是音乐类型,而是听者更喜欢什么音乐。

许多有关重金属音乐和说唱乐的实验显示,听给人带来压力的音乐能使血管收缩6%。以前的研究显示,这和吃一个大汉堡包所产生的影响一样。米勒劝告,如果青少年子女的音乐令父母心烦,就不要听,因为这种听觉伤害和被动吸烟所造成的伤害相当。

据路透社报道,美国高血压学会本周在新奥尔良举行会议时公布的研究报告说,天天听30分钟的音乐可能对降血压大有帮助。研究职员发现,高血压病人如果天天听30分钟的古典音乐、凯尔特音乐或印度音乐,坚持1个月的话,血压会大大降低。意大利佛罗伦萨大学的研究员彼得罗·莫代斯蒂在会上说:"听音乐能够起到安慰镇静的作用,使血压降低。这个研究结果第一次明确说明,天天听音乐会对动态血压产生影响。"

动态血压指的是全天24小时,每隔一段时间测定的血压数值。48名需要通过药物来控制高血压的成年人参与了这次研究活动,他们的年龄在45-70岁。在这些人当中,28人天天听30分钟"节奏均匀"的古典音乐、凯尔特音乐或印度音乐,伴随缓慢地调整呼吸。其余20人继续保持以往的生活习惯。1周及4周后监测的血压数表明,听音乐的那组病人,收缩压(高压)大幅下降。形成鲜明对比的是,另外一组病人的血压只是略有下降。研究人员说,听音乐能帮助病人控制自己的病痛和紧张情绪。这是首次有研究证实,每天听音乐对血压产生明显的影响。

第四节 日常起居

一、遵守良好的作息制度

我国高血压病在各种心血管疾病中是患病率最高的一种常见疾病。据有关资料显示,高血压是脑卒中的首要危险因素。脑卒中的发生和预后与高血压的程度及其持续时间的长短有密切的关系,为了防止脑卒中的发生,高血压患者除了应在医生的指导下用药物控制血压外,还必须形成合理的生活制度,养成良好的生活习惯。这是治疗和预防高血压病的重要措施。高血压病人培养自己良好的生活习惯,内容包括生活秩序规律化、饮食习惯科学化、戒烟忌酒经常化以及培养多方面的业余爱好等。

(一)养成良好的生活规律制度,做到生活秩序规律化

1. 高血压患者应该做到定时就寝、按时起床、按时进食、活动、学习和工作,按照自己的"生物钟"节律来作息和活动,这样才有利于健康及预防高血压病并发症(如脑出血、脑梗死)的发生。

2. 要保证每天充足的睡眠。一般每天 7～8 小时,老年人可适当减少至每天 6～7 小时;中年最好略睡片刻,这样可以减少脑出血发生的机会。

3. 要合理安排自己的学习、工作和休息,加强工作的计划性,做到休作有时、忙而不乱、减少紧张;时间安排要得当、留有余地,做到从容不迫,防止紧张匆忙。

4. 注意科学用脑,劳逸结合。在紧张的工作和学习过程中,如果感到头晕、头痛、眼花、注意力不集中时,要稍作休息,或到室外散散步,或在室内做做操活动一下,或用不同性质的工作交替一下,使大脑得到休息,这样有助于大脑疲劳的恢复,减少因工作紧张劳累而引起的烦闷不安、情绪急躁等不良情绪的发生。

(二)养成良好的饮食习惯,做到饮食习惯科学化

高血压患者在饮食方面应遵循低盐、低脂、低热量的原则,并且要注意饮食结构的合理搭配,避免过分的营养,保证蛋白质的质和量,使动物性蛋白质(如鱼、瘦肉、鸡、虾、鸡蛋、牛奶等)与植物性蛋白质(如大豆、花生等)合理搭配;饮食中要有丰富的维生素和纤维素,多吃新鲜蔬菜和水果,以帮助消化,改善体内代谢;此外,吃饭要定时,饮食不能过饱,尤其是晚餐不要太饱,以免影响睡眠,切忌暴饮暴食,以免突发脑血管意外;饭前、睡前不要喝浓茶和咖啡,以免影响消化和睡眠。

(三)高血压患者坚持戒烟、忌酒要做到经常化

吸烟饮酒对心血管有不良的后果:①香烟中的尼古丁可以直接刺激心脏而使心率加快、血管收缩,造成血压上升;尼古丁还会影响降压药物的代谢,影响降压药的疗效。②任何品种的酒中都含有一定浓度的乙醇,人体摄入乙醇后,人体对乙醇的代谢会消耗身体的维生素 C 和叶酸;而维生素 C 和叶酸的缺乏与高血压和动脉硬化的发生密切相关。③嗜酒或长期饮酒可使血压,尤其是收缩压升高;如果饮酒的同时吸烟或有某种精神因素(如忧愁、烦闷)的参与,血压上升的程度就更高;嗜酒和长期饮酒也会降低降压药的治疗效果,导致顽固性高血压的出现。戒烟忌酒是高血压患者非药物疗法中的一项有效措施,所以高血压病患者必须要戒烟忌酒。

(四)高血压病患者还应培养多方面的业余爱好

1. 栽花种草、养鸟喂猫。

2. 听音乐、听相声、看幽默小故事。

3. 琴棋书画、吟诗作赋。

4. 做点自己感兴趣的手工操作。

5. 烹饪。

6. 参加各种有益的文娱活动及体育锻炼活动等。这些爱好既可以陶冶情操,升华修养,又可以帮助患者在精神状态紧张、情绪激动时转移自己的注意力,控制不良的情绪,尽量使高度紧张神经系统松弛下来,以达到防止高血压病情加重的目的。

二、日常起居 4 个"慢"

高血压是一种老年人中非常常见的疾病。得了高血压,不要着急,千万要"慢"下来,这样才能对你高血压的症状和治疗有所帮助!这不仅仅是医院专家的肺腑之言,也是很多痊愈的高血压患者的切身体会! 希望每人都身体健康。下面,我们来看看都应该在哪些方面做到"慢"呢?

1. 进餐要慢　老年人在视觉、嗅觉和味觉普遍减退的情况下,注意饮食安全特别重要。进餐时要细嚼慢咽,这样不但有助于消化,而且还可避免把碎骨、鱼刺等小块异物卡在食管或呛入气管,招来严重后果。

2. 排便要慢　老年人容易便秘,如果排便时操之过急,直肠黏膜以及肛门边缘容易被撑破。特别是患动脉硬化、高血压、冠心病的老人,排便时突然屏气用力,容易导致血压骤然升高,诱发脑出血,最好使用坐便器,让其自然解出。

3. 走路要慢　人每天都得走路,但老年人走路宜慢不宜快。慢步缓行,可以防止跌跤而造成股骨、胫骨骨折或其他问题。慢速散步,一般每分钟 60～70 步,时间 30 分钟左右。体质较差的老年人,应使用合适的手杖,以求增加腿的支撑力,这有助于人体的平衡和步履的稳健。

4. 改变体位要慢　不少老年人因心脏功能的衰退和脑动脉退化,血管弹性降低,血容量和血含氧量减少,体位改变时往往发生头晕、眼花等状况。因此,老年人变换体位时,一定要注意动作不要太快,幅度不要过大,时间不要过长,避免发生眩晕、晕倒或引发其他问题。

综上所述,这 4 个方面的"慢"是对身体健康大有好处的! 高血压患者的心情容易急躁,容易烦怒,正好从这 4 个方面慢慢做起,可以调节自己的不安情绪和坏脾气。只有自己的情绪稳定了,脾气好转了,那么自然而然血压也就降低下来了,身体也就自然而然地恢复了健康。何乐而不为呢?

三、科学搭配三餐饮食

(吃好早餐、合理用午餐、晚餐要注意)

对于高血压患者而言,饮食能够起到很大的作用,因为许多不良的饮食习惯会诱发高血压的产生。所以患者除了服药外,饮食也是有效达到降压效果的另一个途径,因此,要正确地调整饮食结构就显得非常有必要的。随着降压常识的普及,大家经常会看到一些关于防治高血压饮食的食谱,但很少有教大家一日三餐吃些什么,要注意什么,现在给大家介绍几点。

(一)早餐时吃些甜瓜和酸奶

"早餐要吃得像贵族",这句话应用在高血压患者身上一点都没错,这并不是说一定要求患者吃多么好,而是要吃得有讲究。在早餐时吃甜瓜和酸奶可以补充矿物质钾的含量,有助于控制血压。有研究表明,每天吃含 1g 钾的食物,如一个土豆、一只大香蕉或 226g 牛奶,5 周后血压可下降 4mmHg。

(二)午饭最好吃用杏仁和芋头做的点心

高血压患者在进食午餐的时候可以在正餐之外适当增加一些点心来补充身体内的镁元素。事实证明,杏仁和芋头均含有丰富的镁元素,而患者每天食 480mg 镁,血压会平均下降 4mmHg。镁能够起松弛血管内壁的作用。约 70g 干芋头种子可提供每天人体所需要的 420mg 的镁元素。另外,鱼、麦芽、菠菜以及某些谷物也都是摄取镁元素的很好来源。

(三)不要把面包作为晚餐的主食

随着生活质量的提高,人们的生活方式越来越西方化,不但过西方的节日,连主食也换成了面包,这对高血压患者是没有好处的。面包中的小麦面粉将增加体内的胰岛素,而后者在数小时之内就可使血压升高。一项研究发现,血液中含胰岛素高的人患高血压症的可能性是普通人的 3 倍。所以高血压患者主食要"粗细结合",适当进食粗粮。

因此,高血压病患者一日三餐应该要有合理的饮食搭配,只有在平时的点滴中做起,才能拒绝疾病的侵扰。

四、要养成规律排便的好习惯

大小便是人体新陈代谢,排出废物的主要方式,二便是否正常,直接关系到人体的健康。

现代医学研究发现,食物残渣久滞肠道,并由肠道细菌发酵腐败,产生有害气体和毒物,这些毒物从肠道吸收,进入血液,可造成人体自身中毒症状,因此,通便对健康是十分重要的。便秘会招致血压的波动,心肌梗死、脑卒中的发病就是在血压不稳定时发作。大便干结,屏气会使血压急剧上升,之后急速下降。

一般而言,女性患便秘者较多。随着年龄的增长,腹肌力变弱,肠的运动下降,肠内的益菌数量男女同时减少。排便时屏气会有负压使血压上升,一旦停止屏气,血压会急速下降。平时为了防止血压急速下降,会通过毛细血管的收缩来维持血压,但是上了年纪的人血管反应已经迟钝,不能维持血压,使血压急降,引起血压剧烈波动。因此便秘时屏气对血压没有好处。

便秘对血脂、血糖值都有不好的影响。引起便秘的饮食和生活习惯同样也是产生血液黏稠的原因。偏食、食物的纤维和水分摄取量很少,肠内的益菌数

67

很少,运动量不足等都会招致便秘,血脂、血糖值很难下降,所以说不要轻视便秘。

(一)保持大便通畅

首先要从饮食入手,充分补给水分和食物纤维。便秘大多是习惯性的,可分为弛缓性便秘和直肠性便秘,老年人多为直肠性便秘(即由于直肠黏膜感觉不到便意而引起的便秘),这种习惯性便秘的改善,需要增加大便的容积,以刺激直肠。为此要多食用食物纤维和水分,食物纤维在肠中由于吸收了水分,容积就会增大,更容易产生便意。食物纤维能够增加肠内的益菌,水分可抑制血液的黏稠,对消除直肠性便秘很有效果。

(二)腹肌运动可防便秘

老年人腹肌肌力下降,排便的力气小,所以要锻炼腹肌;通过腹部的按摩,帮助大肠的工作。腹部按摩具体操作方法如下。

在晚上睡后或早上起床做按摩,先将两手掌摩擦生热,把左手掌放在右手背上,右手掌放在上腹部心窝处,先由左向右旋转按摩 15 次,然后再由右向左旋转 15 次,依上法在脐部左右旋转按摩 15 次。然后在下腹部依上法左右旋转按摩 15 次,做完上、中、下腹部的按摩后,再从心窝部向下推,直至耻骨联合处,可反复 20 次左右。在按摩时,将肛门收缩数十次,此外还可辅以药物治疗,收效更好。

在血压高的时候,或是腰痛的人,请不要做腹肌运动,可通过步行以使大肠上下震动为好。运动按摩之前请充分吸取水分,这样有助于引起便意。

(三)生活要有规律包括定时上厕所

要引起便意必须有规律地饮食,通过饮食得到的食物残渣定期移到直肠,便会产生便意,但是吃饭时间不定,肠的反应也会变得迟钝,不容易引起便意。因此,要使排便有规律,饮食时间必须有规律。

还有早饭后要养成即使没有便意也要去厕所的习惯,对形成排便规律很有好处。

五、衣着、居室环境、洗漱等注意事项

生活起居与高血压病的发生、发展及预后有着十分密切的关系。正确的生活方式对轻型高血压病患者具有肯定的降压作用,即使严重的高血压患者也会

提高药物的疗效。高血压病患者要科学地安排每天的 24 小时,注意日常起居的保健,提高药物降压的效果。

(一)衣着

高血压病患者,多发于中老年人,因此,要在这个年龄组的人中强调"三松"。

1. 裤带宜松　最好不用收缩拉紧的皮带,宜采用吊带式。

2. 穿鞋宜松　以宽松舒适为度,多穿布鞋。

3. 衣领宜松　尽量不系领带,如遇必须系领带时,应尽可能宽松。

对于高血压病患者来说,任何不起眼的人为因素都可能促使血压升高。研究表明,高血压病与动脉粥样硬化症常常伴随发生,而且动脉粥样硬化几乎涉及全身,其病理变化反应也是全身性的。以颈动脉为例,其动脉粥样硬化时血管腔狭窄,若此时衣领过紧,则会进一步增加颈部血液流动的阻力,血压就随之升高。同时,由于颈部的活动,常常会进一步压迫颈部血管,造成脑部的供血不足,出现头晕,眼前发黑等症状,有时甚至会产生更为严重的后果。对于裤带、鞋带以及表带等,都是同样的道理,均须注意宜松不宜紧,以自然、舒适为度。

(二)居室环境

高血压病患者的居室宜清静。噪声过大,会给病人带来烦恼、精神紧张,损害神经系统和心脑血管的功能,导致血压升高。居室宜保持适宜的温度、湿度。湿度过高时可加强通风,以降低湿度;湿度过低可喷洒水分,冬季由于使用暖气,室内多比较干燥,可应用加湿器,或在室内烧开水让热气蒸发,以提高室内湿度。室内要保持良好的通风,新鲜的空气可使病人心情舒畅,解除精神紧张。床铺要舒适,高低应合适,枕头应柔软,被褥要避免太重太厚,以保暖性能好的羽绒、丝绵被为佳。室内光线应充足、柔和,要有合理的照明,过于昏暗、缺乏阳光的居室容易使人感到疲惫,加重孤独感觉。居室的陈设装饰以简洁、实用、整齐为原则,避免拥挤、杂乱,留有一定的空间,以减少压抑、烦闷的感觉。居室墙壁及窗帘、床罩以淡绿、淡蓝、洁白等柔和而偏于冷色的色调为佳,适当点缀一些花卉盆景,可令人心旷神怡,有利于降压。此外,经常在孤独、寂寞的环境中生活,会使人失去生活乐趣,丧失生活信心,不利于血压下降和身体健康,因而可以多结交一些朋友,培养一些兴趣爱好,或养一些宠物,均可以起到放松精神,怡情养性的作用。

(三)洗漱洗澡

水温要适中,最好为 34～40℃,过热、过凉的水都会刺激皮肤感受器,引起周围血管的舒缩,进而影响血压。故每日早晚洗漱时,宜用温水洗脸、漱口最为适宜;每周至少洗澡 1 次,不要浸泡时间过长,一般不超过 15 分钟;如果进行盆浴时,切勿让水漫过胸部,洗澡时要把卫生间的排气扇打开。要特别注意安全,少到大浴池中洗澡,以防止跌倒。洗头时可用自己的 10 个手指头从头顶前额四周到后颈,来回轻轻地旋转按摩,每次 20～30 转(也可以用梳子梳头),这样做可以刺激头皮神经末梢,通过大脑皮质促进头部血液循环,改善头皮营养和皮脂分泌,有利于新陈代谢和调节神经功能,可松弛紧张状态,使头脑清醒,全身舒适,从而降低高血压。

六、挤车、旅游、坐飞机、避免过久直立等注意事项

(一)挤车

由于公共汽车乘车人多,上下班时需要精神紧张地抢车、挤车,加上车厢内人多拥挤,长期挤车的人就会或多或少地表现出头昏、头痛、消化不良、肩周酸痛不适、疲倦、暴躁,这对高血压病患者极为不利。高血压者无论上班、下班或外出,都要尽量避免挤公共汽车,最好步行或骑自行车,把途中的时间留得宽裕从容些,以免因为时间卡得紧,造成情绪紧张、心理压力过大而促使血压升高。高血压病患者确实需要乘坐公共汽车时,应尽量避开高峰时间,以减少拥挤。上车后一定要抓住坐椅扶手。当然,有条件时还是自己有辆车更方便。但也要防止堵车时"急火攻心",可以听一些轻音乐或收音机来排解不良情绪。

(二)旅游

旅游者比平日生活要面临或承受更多的环境变换和时空的交错,加上旅途的劳顿,生活作息时间的调整,都会对血压产生影响,对高血压患者应引起重视。所以,高血压患者在参加旅游前,要经过医生对其身体、年龄等情况做出综合性的评估,以决定能否参加旅游。旅游地点太冷或太热,太潮湿或太干燥,气候不稳定,都不适合高血压患者前往。除了注意旅游地点、方式、内容及行程,还要注意简单、便利。衣食住行都要未雨绸缪,尽量接近平常生活。参加旅游团比个人外出更为适宜,外出时应将本人患病(包括高血压)情况如病程、控制状况、过敏药物等记在卡片上随身携带,以备急用,使自己得到及时救治。此外,要带足药品,注意按时服用降压药。另外,如能随身携带轻便血压计,随时观察血压变化则更好。

(三)坐飞机

据观察,血压控制不理想,在乘机时心脑血管意外的发生率明显增加。这是因为飞机起降时重力变化、舱内气压(一般机舱内气压在巡航时维持在海拔2600m水平)、气流、体位变化、狭小的空间等对人体产生了一系列影响。大多数心血管、神经内科医师和航医都主张患者将血压控制在理想水平后再乘机。即青年、中年人或糖尿病人降到理想或正常血压[<130/85mmHg,老年人至少降至正常高值(140/90mmHg)]最妥。从航空医学的角度来说,应对降压药物进行选择。部分药物服后可产生一些不良反应,于乘机不利,应予注意。如肾上腺神经阻滞药(胍乙啶等)、中枢性阻滞药(可乐定等)、α、β受体阻滞药(拉贝洛尔等)可产生直立性低血压;α受体阻滞药(哌唑嗪等)能作用于中枢神经系统引起眩晕。平时服用这些药物的患者,在乘机前最好在医师指导下改用其他药物。钙离子拮抗药(如硝苯地平等)、β受体阻滞药(如美托洛尔等)、利尿药(如氢氯噻嗪等)、血管紧张素转化酶抑制药(如卡托普利等)、血管紧张素Ⅱ受体拮抗药(如氯沙坦等),由于较少发生对航空旅行不利的不良反应,适合于高血压患者乘机时使用。对于恶性高血压(病情急剧发展,舒张压常持续在130mmHg以上,并有眼底出血、渗出或视盘水肿)患者、妊娠高血压患者、脑血管意外病后2周内、心肌梗死病后1个月以内的患者,是严禁乘机的。此外,3级高血压(血压≥180/110mmHg)控制不理想者、心血管及开颅术后恢复期者、心功能Ⅱ级以上患者、高龄(80岁以上)患者、合并糖尿病患者及肾损害或蛋白尿(24小时尿蛋白>1g)的患者,乘机应谨慎,最好征得医师的同意。旅行时,建议患者备足降压药物和必备的急救药物。登机前,可酌情服用一点镇静药。飞行中,应尽量保持轻松、愉快的心情,避免怒、悲等情绪波动。航程中,如觉不适,当症状同平常血压波动一样时,可酌情加服1次降压药。如发生剧烈头痛、剧烈眩晕及呕吐和恶心、心前区疼痛不适、呼吸困难、大汗淋漓等时,则可一方面服用应急药物(千万记住将药品放在随手可取出的位置),一方面向机组人员报告,请求帮助。

(四)避免过久直立

在自然条件下,四足类动物一般不得高血压病,而人和猿猴却例外。科学家发现,当人由平躺的姿势转向站立时,由于地心引力的作用,由心脏排出的血量,每分钟要减少30%～40%,个别情况下减少得更多。为了适应这一急剧变化,动脉血管反射性地发生收缩、变窄,使其容量与心排血量接近。待心脏排血量恢复,动脉血管的容量也会相应增大。如果站立时动脉血管不收缩的话,就会出现低血压,大脑首先缺血,有休克的危险。动脉血管这种功能反应又称为血管应力反应。血管的应力反应是有一定限度的,如果一昼夜超过 16 小时的直立,动脉血管的应力反应就会加大心脏负荷。人的一生中,这种应力反应的机制是逐渐形成的,所以与年龄成正比关系。当这种应力反应机制调节功能长期紧张而发生失控时,就有可能发生高血压病。因此,既要主张每天有一定量的运动,也要提倡保证一定时间的静坐和平卧休息。人们躺下休息,不仅仅是为恢复体力和脑力,也是为了让血管张力得到休息。高血压病患者直立时间每天不要超过 16 小时,休息时可采用卧位,哪怕是 5～10 分钟也是有益的。坐位时可把双腿抬高,增加回心血量,每次 15～20 分钟,这对长期从事站立或行走工作的高血压病患者,很有好处。站立时心理紧张对心血管的影响更大,故宜散散步,或坐在沙发上,把腿抬高 15～20 分钟。睡眠时体位不要僵直固定,最好取躯干蜷曲位,腿略抬高,有利于心血管系统休息得更好些。尤其避免站着吃东西,或边走边吃,会增加心血管系统调节的紧张性,对高血压病患者尤其不利。

七、天气变化时注意事项

我们知道,天气变化与人们的健康有一定的联系,天气变化时许多高血压患者就产生了不适,天气骤变对他们的病情有一定的不利影响。那么如何应对这种突然变化的天气呢? 为大家介绍一下相关的情况。

(一)适当减低运动强度

由于夏季人体的消耗比其他季节大,高血压病人的行为方式也应进行相应的调整,以静养为主。但是,这并不意味着夏季可以躺下休息,用不着锻炼了。在这个季节里,确实应该调整锻炼的时间,减少锻炼的强度。早上活动锻炼的时间应该比平时适当地提前一点,傍晚的锻炼时间可选择太阳落山以后,千万不要在烈日下进行体力活动。老年病人应该使自己的锻炼达到有舒畅的感觉,中年病人则可以让自己体会到出小汗、有小劳的效果。活动的持续时间应该控制在 30～60 分钟,活动的强度应该比平时降低。适合高血压病人在夏季里进行的体力活动项目有打拳、练功、行走、慢跑、游泳。这些活动有利于放松精神、调节神经、扩张血管、增进血流。

(二)避免忽凉忽热的"刺激"

高血压病人要特别注意自己的生活环境,居室内的室温最好能保持在22～26℃,并保持室内的空气流通。有不少高血压患者平时一直把血压控制得很好,可是一到夏天,血压就不稳定,这与使用空调不当有关。尤其是刚从炎热的外部环境回家的时候,空调温度过低,一热一冷,血管会从本来的舒张状态一下子变成收缩状态,这就为血压升高埋下了伏笔。

此外,由于室内外空气交换不够充分,长时间"闷"在空调房间里还会引发"空调综合征",出现头晕、口干、心跳过快等症状。因此,定时通风换气显得十分重要。该出汗时就应出汗,否则毛孔闭塞,冷热调节不匀,容易生病。高血压病人也是这样,出汗是一个新陈代谢的过程,能促进周围小血管的扩张,有利于血压的下降。最好的方式是晚上的下半夜将空调关闭,打开窗户,早上10:00以前尽量不要开空调,这样每天可以使居室内有1/3的时间能接触到自然的空气。

天气经常会是变化无常的,所以有高血压病的朋友们一定根据天气情况合理地安排和调整自己的生活习惯。高血压的治疗和调理是一个系统的过程,生活的大大小小的各种规律和安排都会影响到高血压患者的康复。

八、按时服用降压药物,定时测量血压

人体的血压在24小时内呈"二高一低"(即上午9:00—10:00,下午16:00—18:00最高,凌晨2:00—3:00最低)的状态波动。血压高峰时易发生脑出血;当血压降到最低时易形成脑血栓或冠脉血栓。由此可见,"二高一低"时段存在潜在危险。一般降压药的作用时间是在服药后30分钟开始,2～3小时达到高峰。

根据以上原理,高血压患者服用降压药的时间应从传统的每日3次,改为上午7:00和下午14:00 2次为宜。这样服用降压药恰好与血压波动的高峰期同步,能使药物产生更好的降压效果。需要特别注意的是,轻度高血压患者切忌在晚上就寝前服降压药,因为这时服降压药,当降压药发生降压效果时,正好与生理性血压低谷期相重叠,有形成脑血栓的危险。

更重要的是严格遵循医嘱,不要随意加减药物或擅自停药。高血压患者不得不长期依靠药物来降低和控制血压,也许会担心高血压药物的不良反应。所以,一看到哪个广告说几个疗程能彻底治愈高血压,有些人就禁不住"诱惑"。这是万万不行的,因为医生在给高血压患者开降压药的时候,总会选择理想的降压药给患者,所以高血压患者服用降压药最好是在医生的指导下进行。什么是理想的降压药呢?第一是必须能有效降低血压;第二是降压药的不良反应要小,患者使用以后不良反应很小或者没有。有的人服药以后心脏吃不消(可能是心脏加速)、脸红,就必须换降压药了。

外界环境会导致人体发生一系列神经体液方面的适应性调节。季节会影响血压的变动,老年人更是如此。目前昼夜温差开始拉大,血压也悄悄地在升高。这主要是受气温的影响,夏季皮肤血管扩张,秋冬季皮肤血管收缩所致。有证据表明,气温每降低 $1℃$,收缩压升高 $1.3mmHg$,舒张压升高 $0.6mmHg$。秋天温度下降,人体内的肾上腺素水平上升,体表血管收缩以减少热量的散发,同时肾上腺素又可使心率加快,这样就会导致血压的升高。这对正常人来说没有什么,但对于高血压患者来说就不得不警惕了,一定要注意巧监测和巧用药。

高血压病患者可以通过定时自测血压来确定降压效果,24 小时昼夜血压波动是很大的,由于体力和脑力活动的影响,24 小时血压波动可达到 $50/20mmHg$,而夜间血压最低。除了血压的自发性变异外,病人到医院检查时,血压也会升高,所以自测血压比在医院测压能更客观地反映血压状况。一般白天血压有两个高峰期,即上午 6:00—10:00 及下午 16:00—20:00 时,在这两个时段测血压,可以了解一天中血压的最高点。测压前至少应休息 5 分钟以上。测压时,患者的身体要放松,血压计袖带须正确放置,且与心脏位置保持在同一水平线上。充气要快,放气时要缓慢,使用听诊器者,听诊器位置放在动脉上,听动脉音,读出血压值并记录下来。最好同时记录脉搏的次数。1 次测压后,应隔 2~5 分钟再测压 1 次,以 2 次测压的平均值为血压值。

小贴士:温馨提示

高血压是危害人群健康最常见疾病之一,早期诊断和早期治疗,是避免高血压合并症,减少高血压引致的残废和病死的关键。防治高血压要有良好的生活及饮食习惯,要在医生指导下选用有效的降压药物治疗,坚持服药是治疗成败的重要因素。

为了监测药物的降压效果,有必要分几个时段自测血压。一是每日清晨睡醒时即测血压,此时血压水平反映了药物降压作用的持续效果和夜间睡眠时的血压状况。如果夜间睡眠时血压和白天水平相同,则应适当在睡前加服降压药。二是服降压药后2～6小时测血压。因为短效制剂一般在服药后2小时达到最大程度的降压,中效及长效制剂降压作用高峰分别在服药后2～4小时、3～6小时出现,此时段测压基本反映了药物的最大降压效果。三是在刚开始服用降压药或换用其他药物时,除了以上这些时段外,应该每隔数小时测量1次,或进行24小时血压监测,以确认降压效果及血压是否有波动。正确掌握自测血压的时间,能较客观地反映用药后的效果,帮助医生及时调整药物剂量及服药时间,决定是否需要联合用药以达到更好控制血压的目的。

第五节　培养健康生活方式

一、高血压病患者日常生活中的注意事项

高血压是一种生活方式病,除遗传因素外,其他因素均为可以控制和改变的后天因素,因此高血压病是可以预防的,即便是已经患了高血压病,只要能引起高度重视,采取积极的态度,正确防治,也可以减少高血压引起的并发症,将其危害降到最低限度。

1. 思想重视,坚持服药　轻度高血压早期主要从改善生活方式入手,消除高危因素。如果3个月血压仍控制不好,要根据患者个体情况,在医生指导下选择药物治疗。高血压病人需要终身用药,切忌"三天打鱼两天晒网",血压高了就用药,血压正常了就停药,这样极容易引起血压反弹。研究证实,血压经常波动对人体危害甚至比轻、中度高血压的危害还要大。

2. 控制情绪,心态平和　现代医学研究证明,一切忧虑、悲伤、烦恼、焦急等不良刺激及精神紧张和疲劳,可使交感神经兴奋,血管中儿茶酚胺等血管活性物质增加,而引起全身血管收缩,心跳加快,血压升高,甚至引起脑出血。因此,高血压病人应注意控制情绪,做到性情开朗,情绪稳定,心态平和,避免大喜与盛怒,尽量减少或消除引起血压波动的因素,如焦虑、生气等。

3. 生活规律,劳逸结合　长期无规律的生活和过度疲劳,可诱发或加重高

血压、冠心病等疾病,尤其是年轻白领人群,决不可自恃年轻体壮而过度透支健康。要科学安排工作和生活,做到劳逸结合,保证睡眠,避免长时间待在写字楼、电脑前和车里,尽可能多参加一些社会活动和体育运动,这样不但有利于高血压治疗,而且可以使精神生活更充实。

4. 合理膳食,限制摄盐　中国人的饮食以谷类为主,比西方饮食习惯好,对减少高血压、冠心病发病有一定好处。高血压患者饮食应限制脂肪,少吃肥肉、动物内脏、油炸食品、糕点、甜食,多食蔬菜、水果、鱼、蘑菇、低脂奶制品等。要限制盐的摄入,高血压患者每天摄入盐量应少于5g(约小汤匙半匙/天)。还要戒烟限酒,切忌贪杯暴饮。过量饮酒尤其是饮烈性酒,会使血压升高。特别是老年人,肝解毒能力较差,饮酒过量极易引起肝硬化及心肌疾患、胃黏膜萎缩和出血等。

5. 防寒保暖,大便通畅　尤其是冬春季节,防止寒冷刺激,外出时要注意保暖。平时注意保持大便通畅,夜间不宜到室外上厕所和久蹲用力大便。

6. 平稳降压,谨防意外　在药物治疗方面,宜服用作用缓和的降压药,药物作用过强的降压药,可使血压急骤下降,容易导致重要脏器缺血和直立性低血压,全身各组织器官的供血量不足,尤其是脑、心、肝、肾等重要器官,可因缺血缺氧而发生功能障碍,甚至发生脑血栓形成和心肌梗死等意外。高血压病人应经常检查血压,及时调整用药剂量,使血压维持在最适宜的水平。

7. 了解健康知识,早防早治　特别强调,应在全国大力加强防治高血压科学知识的宣传,向全民普及健康知识,倡导科学养生,引导广大群众追求健康的生活方式,从而远离高血压疾病。高血压的发病很隐秘,没有什么特别症状,所以很多病人在早期根本不知道自己得了高血压,甚至有些人常年高血压也没有什么症状。建议35岁以上的人应每年进行1次体检,有高血压家族史或有高血压的病人,家中应自备一个血压计,经常能自测一下血压,高血压越早发现越有利于治疗。如果出现莫名地感觉头痛、头晕,注意力不集中或不踏实,应及时上医院检查,尽早明确诊断,给以适当的生活调养和治疗。

二、健康的生活方式

我国高血压防治指南指出,要深入浅出地耐心向患者解释改变生活方式及其治疗意义,自觉付诸实践,长期坚持。健康教育多从以下几方面对高血压患者进行了生活方式的调整。

1. **均衡膳食**　要求膳食中各种荤素品种齐全,比例恰当。而高血压病人则强调限制脂肪,用低脂奶制品、低胆固醇、高维生素、中等量蛋白的鱼类,蛋白有一定促进肾小管排钠和降压作用,亦可减少钠的摄入。我国 10 组人群的协作研究表明钠与血压呈正相关。适当限制钠盐摄入,增加钾盐摄入等,可降低血压,减少降压药的用量,减轻高血压患者的危险因素,并在人群中用以开展高血压的一级预防。膳食限盐对高血压患者的饮食相对较为乏味,可能会影响病人的胃口,因此,烹调时可用以糖醋汁、番茄汁或麻酱来调味,并注意菜肴的色、香、味、形等,以引起病人食欲。北方每人每天盐的摄入量平均降至 8g,以后再降至 6g,南方可控制在 6g 以下。减少脂肪,每日摄入脂肪的热量应低于总热量的 30%。饱和脂肪酸占 10% 以下(高血压患者饱和脂肪酸<7%)。给病人增加新鲜蔬菜和水果,以增加纤维素和维生素 C 的摄入量,在食物选择上应选豆类或豆制品、冬瓜、萝卜、山楂等。糖类占全天总热量的 50%~60%。高血压病人的饮食原则应为:①控制热量摄入,避免肥胖,保持理想体重[理想体重(kg)=身高(cm)-105];②少吃食盐,每日摄入量最好少于 6g;③增加含钾和钙丰富的食物摄入量如:燕麦片、青豆、油菜、橘子等;④适当增加海产品的摄入,如海带、虾皮、紫菜等;⑤不饮酒、不抽烟,不用刺激性调味品,不喝浓茶和浓咖啡;⑥定时定量,少量多餐,晚餐要少而精,清淡易消化。

2. **减轻体重**　中国医科院阜外心血管病医院教授吴锡桂透露,一项 10 组人群研究表明,10 年来这 10 组人群血压多呈增高趋势。其中收缩压平均增高 2~8mmHg;舒张压平均增高 1~6mmHg;10 组人群体重指数平均增长了 0.5~2kg/m²。这个数字可能显示出全国人民都在变胖,也显示出高血压与饮食体重增加的因素密不可分。经过 10~20 年随访发现超重者至少有 60% 发生高血压,肥胖人高血压患病率是同年龄组体重正常者 3 倍。体重每年减轻 4.5kg,既可降低肥胖者的血压,也能增加降压疗效。体重超过理想体重 10% 时,应自行减重,使体重指数保持在 20~24[体重指数=体重(kg)/身高(m)²]。目前减重主要有饮食、运动和药物 3 种方法。多采用的方法是控制饮食和体育锻炼:包括有规律的体力活动,限制摄入热量,增加运动量,要指导病人根据病情和身体情况做到适量运动,不做过激运动,如举重等。可与病人一起制定简而易行且行之有效的运动方法,如每天散步 20 分钟,有实验证明,此方法 1 年可减轻体重 4.5kg。

3. 戒烟限酒 烟草危害是当今世界一个严重的公共卫生问题,又是一个社会问题,给人类健康带来了巨大的危害。国外重要心血管杂志有关高血压研究论文摘要显示,吸烟者的病死率与每天烟草的消耗量密切相关。吸烟既可加速动脉硬化(特别是冠状动脉)又可增加血小板的黏滞度,易使血栓形成,造成心肌梗死。吸烟也会影响降压治疗的效果,使药物防止器官损害的作用减弱,戒烟 1 年可以看到对心血管的益处。饮酒与高血压发病呈正相关。流行病学调查表明,多量饮酒会导致高血压;男性饮酒量越大者血压值越高;如限制饮酒量则可以降低血压。以适量饮酒(每日<30ml)组发病率最低。以日本东北地区男性为研究对象的一项调查结果显示,每日饮酒量≥42ml 者,脑血管意外的危险增加。从对血压的影响和预防心、脑血管并发症的角度来指导病人控制每日饮酒量应少于或相当于白酒即乙醇 30g 的量或啤酒 720ml。

4. 适量运动 运动不足被认为是高血压、糖尿病、高脂血症等成年人病的重要原因。流行病学调查结果表明,高血压病人身体活动量对其疾病的预后有重要影响。国外重要心血管杂志有关高血压研究论文摘要还显示,体育活动多的人比不活动的人总死亡率及心血管病病死率下降,从来不吸烟、体育活动多的人死亡数最少,吸烟加上不活动的人死亡相对危险比最高。吸烟的人如果体育活动较多,心血管病病死率下降 40%。防治中心与美国体育医学院的规定还指出,每个成年人最好每天都有 30 分钟以上中等量的体育活动,每周长跑≥80km 的人比每周长跑 16km 的人高血压减少 50%,降压降脂药用量减少50%,10 年内冠心病危险减少 30%。增加运动量,超过目前建议的最低要求,大大有益于健康。为取得运动训练的良好效果,要确定运动的方式,强调时间和频度,增加有氧运动不要短时间大量运动。获得降压效果的累计运动时间,据报道活动 1000 分钟以上,每次 60 分钟,每周 3 次以上,持续 10 周即可达到目标。应嘱病人持之以恒,倘若运动终止,约 4 周后已降低的血压又恢复至原来的水平。运动疗法不仅有降压功能,还能降低患心血管疾病的危险并改善血液脂类代谢。

5. 心理平衡 现代科学认为,许多疾病的根源始于有害的社会心理因素,一切不良的精神因素,都可成为"应激"源,而破坏神经系统的平衡,导致精神神经-内分泌-免疫系统的异常,引起疾病的发生、发展与转归。原发性高血压病早就被列为典型的心身疾病。有研究观察高血压病人比健康人更内向,情绪不稳定,人际关系敏感,焦虑抑郁,偏执等。心理生理学研究也提示,精神紧张、自主神经活动及条件作用均可引起高血压。心理不平衡可促成心血管疾病,而心血管疾病本身又可进一步造成心理紧张失衡。健康教育应从高血压病人社会环境、躯体状态、心理因素同时着手。通过心理疏导、放松疗法、倾听音乐、兴趣培养、催眠暗示等心理治疗降压效果明显。应注意指导病人加强自我修养保持乐观情绪,学会对自己健康有效的保健方法,消除社会心理紧张刺激,保持心理平衡与机体内环境的稳定,达到治疗和预防高血压的目的。

三、避免过度疲劳,应张弛有度

我曾接诊的一名患者,今年 35 岁,曾是公司的销售大王,也号称公司的"旅游狂",但这个黄金长假却只能躺在病床上度过了,真是无限郁闷。他一向血压偏高,但自己身体觉得也没什么特别的不舒服,所以一直也不大愿意去按时吃药。五一长假前为了多腾出 1 周去西藏玩个痛快,他拼了老命加班加点,结果圣洁的藏地风光是欣赏了个够,但想不到回来之后第二天,和朋友聚餐,正在得意地形容着驾吉普车深入腹地的刺激,突然,脸色一变,瞬间瘫倒在席间。朋友们吓坏了,赶紧把他急送医院,一检查,是突发脑出血。虽然抢救得当,他的生命暂时没有危险,可是半身却瘫痪了,不得不在家休养至今……

年轻人患高血压有两种可能性:原发性与继发性。20 多岁时出现高血压,大部分是由于紧张及压力,比如一些学生在高考时血压也会升高。但此类高血压往往是一过性的,引起紧张的因素消失之后血压就会恢复正常。一般原发性高血压的患者年龄都在 30 岁以上,发病有先天因素,有家族史的人患病可能比常人要高 2~3 倍,后天因素如肥胖、缺乏运动、长期精神高度紧张等也会促使高血压发生。

该患者的情况应属于疲劳过度等后天因素触发的高血压,因为他没有及时有效控制血压,导致了并发症之一脑卒中的发生。建议工作紧张的上班族,特别是从事高强度工作的,一定要在工作之余多注意休养,防止"体质磨损",在过度劳累或健康欠佳时,不要强自支撑,以免发生意外。而继发性高血压往往是由其他疾病引起的,比如肾动脉狭窄、肾上腺瘤等,如果能及早就医,针对病因手术,是能够得到根治的。

四、避免暴饮暴食

高血压的饮食要以利于降压为最高原则,所以高血压患者在生活中一定要积极调整饮食结构。建立合理健康的饮食对促进病情的缓解具有重要的作用,所以高血压患者一定要重视发挥健康饮食的降压功效。目前高血压不断高发的趋势给我们的健康生活带来了很大的威胁。高血压患者的康复不是一件轻而易举的事情,需要患者发挥自身的积极作用。尤其是要通过日常饮食的调整来辅助治疗才能促进高血压的治疗进程,避免暴饮暴食。

1. 首先高血压的病情要得到有效的控制需要患者的日常饮食不能过饱,一定要避免暴饮暴食。高血压患者应节制饮食,避免进餐过饱,减少甜食,控制体重在正常范围。俗话说"饮食常留三分饥",尤其是老年高血压患者,应根据本人工作和生活情况按标准算出应摄入的热能,再减少 15%～20%。

2. 高血压患者的饮食要有一定的选择性,最高的饮食原则是要利于降压治疗。高血压患者应避免进食高热能、高脂肪、高胆固醇的"三高"食物;适量限制饮食中蛋白质的摄入量,每天每千克体重蛋白质的摄入量应在 1g 以内。可常吃豆腐及豆制品、瘦肉、鱼、鸡等,高血压患者不伴发高脂血症的,则每日可食1 个鸡蛋。

3. 植物油对高血压患者的健康是非常有益的,所以在平时的餐饮中,高血压患者的食用油宜选择植物油,如豆油、菜籽油、玉米油等。这些植物油对预防高血压及脑血管的硬化及破裂有一定好处,同时高血压患者要忌食荤油及油脂类食品。

除了以上的注意事项,高血压患者的饮食还要注意一些细节问题,比如高血压患者应多吃维生素含量丰富及纤维素多的新鲜蔬菜和水果,平时饮茶宜清淡,忌饮浓茶、浓咖啡,少吃辛辣的调味品。

五、不要沉迷在麻将桌、牌堆里

麻将是民间喜闻乐见的娱乐活动之一,目前,在我国大江南北,城市乡村非常普及,节假日的家庭麻将,平日里的邻里麻将,棋牌室的朋友麻将,度假村的工作麻将,真是五花八门,名目繁多。作为一种娱乐活动本该是一种愉快有趣的活动,是工作之余的一种享受。然而,在有些地方却成了某种赌博的方法,挑灯夜战的有之,废寝忘食的有之,通宵达旦的还大有人在。有些人并非是在消遣,实在是着迷,更有甚者,一些高血压患者也积极地加入了这个行列,沉醉在麻将桌上。这样的活动并非轻松、快乐,说是消遣,其实是在用脑费神,弄不好还要恼怒斗殴。

有人做过统计,坐在麻将桌上的人,能在 2 小时之内收盘的还不到 10%。超过一半的人都要在 4 小时以上。连续的单一活动,会使大脑经历一个从兴奋到抑制,再到兴奋的过程。人多的场合,空气不易流通,再加上有些人有吸烟的习惯,更加容易使人疲劳。在这种环境中,也容易产生情绪激动,超过 2 小时的麻将活动对高血压患者是很不适宜的,尤其是老年人。

曾有一份全国发行量很大的报纸报道,一位 70 岁的老太太爱搓麻将,因年事已高,有 40 年不玩了,近 3 天来,每天中午从 12:00 要搓到下午 18:00,有时出现头晕、头痛,仍然照搓不误,当天连续 5 个小时,感到头痛,回家上厕所即倒地不省人事,送医院不治身亡。

无独有偶,在某个棋牌室 50 岁李某男子,连续空腹搓麻将将近 6 个小时,感到头晕乏力、突然倒地、四肢抽搐、口鼻流血,幸亏抢救及时,保住了性命。搓麻将要适度,过度迷恋,有害无益。

高血压患者要合理选择娱乐项目,麻将、牌九也是可以进行的活动,关键是时间要适中,心态要良好,情绪要安闲。玩乐为消遣,千万不要紧张、激动,更不必当真、动肝火,不要沉醉于牌堆里。否则得不偿失,后悔莫及。

六、一支烟的危害,被动吸烟更有害

吸烟有害身体健康,这人人都知道,但是吸烟对高血压患者的危害有多大呢?

吸烟对高血压患者危害一:研究证明,吸一支烟后心率每分钟增加 5～20 次,收缩压增加 10～25mmHg。这是为什么呢? 因为烟叶内含有"双面杀手——尼古丁(烟碱)"会兴奋中枢神经和交感神经,使心率加快,同时也促使肾上腺释放大量儿茶酚胺,使小动脉收缩,导致血压升高。尼古丁还会刺激血管内的化学感受器,反射性地引起血压升高。

吸烟对高血压患者危害二:烟草中的主要成分是尼古丁,它是一种剧毒物质,可刺激心脏,使心率加快,血管收缩,血压升高,促进儿茶酚胺的释放。吸一支普通的香烟可使收缩压升高 10～25mmHg。长期大量吸烟,如每天吸 30～40 支,可引起小动脉长期收缩,久而久之,小动脉壁的平滑肌变性,内壁增厚,发生动脉硬化。同时由于吸烟者血液中一氧化碳血红蛋白含量增多,从而降低了血液的含氧量,使动脉内膜缺氧,动脉壁内膜的含氧量增加,加速了动脉粥样硬化的形成。

吸烟对高血压患者危害三:调查证明,吸烟者中高血压的发病率比不吸烟者高 2.5 倍。研究证明,有吸烟习惯的高血压病患者,由于对降压药物的敏感性降低,抗高血压治疗不易获得满意效果,以致不得不加大用药剂量。长期吸烟的高血压病人,治疗效果较差。

把吸烟称作为"慢性自杀"是因为吸烟者完全知道尼古丁的危害,连香烟的外壳上都标明"吸烟有害于健康"的字样,由此引起的损害也只能自食其果。但是,吸烟并不仅仅是害己,还要害人。当您吸烟时,弥漫的烟雾还会钻入同室人的肺,使周围不吸烟的人也成了被动吸烟者,陪着一起遭受危害,就这一点而言,吸烟者有"他杀"的责任。

吸烟的人在吸烟时,经口吸入的烟雾仅占 1 支烟的 15％,还有 85％的烟雾是在燃烧中产生,被动吸烟的人的所吸入的烟雾却是包括两方面:一方面是吸烟者所吞吐出来的烟雾;另一方面是香烟在燃烧中所产生的烟雾。在一间屋子里,只要有人吸烟,超过吸烟者 6 倍的烟雾就会在空间中飘荡,供不吸烟的人"享受"。实验证明,无论是吸烟的人,还是不吸烟的人,血液中都会含有尼古丁样物质,充分说明吸烟对人类是一种公害,为他人的健康,在公共场所禁止吸烟是非常必要的。

以上详细介绍了吸烟对高血压的危害,因此没有高血压的人要戒烟,来预防高血压。而有高血压的人更要戒烟,并且有高血压的患者也要戒酒,烟酒对于高血压患者来说都是隐形杀手。

七、饮酒的好与坏

酒对高血压病人来说是一把双刃剑,轻中度高血压病人可以饮少量的酒,所谓少量是指乙醇量不超过 15～30g,相当于啤酒 360ml、葡萄酒 150ml、白酒(50 度)25～50ml。每天饮少量酒,对轻中度高血压病人有好处。少量饮酒,不论男女老少,有无糖尿病的人都有效,大约可减少冠心病 30％,但是超过上述的乙醇量者,可增加血压,而且已经证明,酗酒或饮酒过多是顽固性高血压最常见的原因之一,对高血压的其他并发症如脑卒中,特别是出血性脑卒中、痴呆都有害。少量饮酒对人的好处主要是增加高密度脂蛋白,增强胰岛素敏感性,对预防高血压病人发生糖尿病也很有好处,能使餐后血糖下降。此外,已证明少量乙醇还可以减轻体内炎症、减少腹型肥胖、改善代谢综合征。

但是过量乙醇的害处十分严重。不仅对高血压并发症有上述害处,而且还有对开车事故、乙醇性心肌病、心律失常猝死、自杀倾向、肿瘤(乳腺癌、胃肠道肿瘤)、肝硬化、胎儿发育异常、呼吸暂停综合征、增加全因死亡。因此,对已有饮酒习惯的高血压病人,应当劝他们少喝;对没有饮酒习惯的人,不鼓励他们喝。即使少量喝酒有上述好处,这些好处也可以通过其他手段,如体育锻炼、合理饮食,保持体质来取得。

八、从实际病例中得出的"警示"

服用降压药期间总吃泡菜,降压难奏效——服药应遵医嘱,否则出问题。

病例 1　2015 年 5 月 17 日,一位 48 岁的妇女来我的门诊看病。她患高血压 3 年,总是感觉头晕、心累。她体形较肥胖。服用吲达帕胺片(寿比山)降压,每天 1 片,已 1 年,但血压仍高。来就诊的那天早晨她没有服药,我给她量了血压,是 170/96mmHg。

用吲达帕胺降压应该是有效的,为什么她的血压仍然居高不下呢?我询问她的饮食习惯,她说:"顿顿吃泡菜,自己泡的青菜头、蒜苔、黄瓜。嘴巴淡,吃了泡菜,可以多吃两口饭,离了泡菜就不想吃饭了。"又说:"一顿吃一盘,一天三盘,一顿一家人要吃半斤到 1 斤泡菜,村里家家都有泡菜。"听她这么一说,我明白了她的血压为什么降不下来,是泡菜抵消了降压药的作用。后来,她听了我的嘱咐,减少含盐食物的摄入量,血压就降至正常。

☞ 警示

1. 高盐饮食可以使血压升高,并且使降压药物疗效减低。

2. 高血压患者应吃低盐饮食,每天应少于 6g。凡是含盐多的食物都不要吃,如泡菜、豆瓣酱、豆腐乳、酱腊肉、卤菜、盐腌食品等。菜和汤里也要少放盐、味精和酱油。低盐饮食是高血压十分重要的基础治疗。如果不注意,就要白花许多医药费。据研究报告,高血压患者的味觉神经由于退行性变而觉饮食无味,大多喜欢吃偏咸的食物,因此,要加强对患者的健康教育。

3. 医生不能只管开药,更不能几分钟打发患者,不了解、不指导患者的生活饮食习惯,也是治不好病的。

老年高血压持续劳累导致脑卒中 ——高血压病人一定避免剧烈运动和劳累。

病例 2 2015 年 5 月 29 日,某研究所退休高工陈先生来我的门诊看病。陈先生今年已 71 岁,患高血压 10 年。10 年前他第一次看病时,血压 180/100mmHg,服药治疗后,第 5 年、第 6 年曾到医院复诊过,服用培哚普利(雅施达)每天 1 片(10mg),血压控制好,之后 4 年再未到医院看病。

去年,陈先生开始为儿子装修新房忙碌。今年 3 月 16 日,他从早晨 5:30 一直忙到下午 16:30,和老伴一起指导装修工人,中午没睡午觉,下午忙完后正准备打扫卫生,老伴发现他说话不正常,立即拨打 120 急救车,把他送到医院急诊室。当时量血压 195/115mmHg,经 CT 检查诊断为"基底节脑出血"。经治疗后,第二天他逐渐清醒过来,以后慢慢恢复。出院后一直服用福辛普利(蒙诺)每天 1 片(10mg),美托洛尔(倍他乐克)每天 2 次,每次 25mg,非洛地平(波依定)5mg,每天 1 次,至今。

他这次来是复诊,告诉我在家量血压一直正常,无特殊不适,只是说话很少,除右手倒开水时有些颤抖外,四肢活动无异常,诊病时,他的神情较淡漠抑郁,很少说话。血压 140/80mmHg,脉搏 66 次/分。我给他开了处方,并叮嘱他定期复诊。

☞ **警示**

1. 高血压 4 年不复诊,疏忽大意,缺乏医生指导,应引为教训。

2. 患有高血压,还持续劳碌 11 小时不休息,因此诱发脑卒中。

3. 老年高血压尤其脑卒中之后,认知能力减退,故日常生活须得到亲属和医护人员的正确引导和帮助。

最后,提醒高血压病患者,在完善生活方式的同时,必须坚持正规的降血压治疗,这都是你们的"终身大事"。

第四章

高血压中医治疗小妙招

高血压作为心脑血管病的主要病因,对人类的健康造成极大的损伤,而中医学其实并无"高血压"概念,它是现代医学的病名,但对于本病的症状描述和防治方法却早有记载。由于历史条件的限制,古代没有血压计测量血压,主要是以辨证的方法,根据患者的症状,分析它的发病原因以定病名,或者择其主要的症候作为病名。高血压病变部位主要在肝、肾、心、脾。高血压病可归属于中医学"眩晕""头痛""肝阳""肝风"等病症的范畴,并与心悸、水肿、卒中等病症有一定的内在联系。

中医学认为,高血压病的发生,主要是由于禀赋不足、精神紧张、饮食不节、内伤虚损等原因,致使人体阴阳平衡失调,尤其是肝肾阴阳失调,肾阴不足,水不涵木,肝阳上亢而成。其标在于肝火亢盛,其本与肾、脾诸脏有关。根据高血压病发病机制和临床表现的不同,中医学通常将其分为肝阳上亢型、肝肾阴虚型、阴虚阳亢型、阴阳两虚型、痰浊内蕴型、淤血阻络型、无症状型7种证型进行辨证治疗。由于高血压病病机复杂,病情多变,因此,在一个证型中又会出现许多变化,也可以把这些变化看成是多个"亚型",或兼证、并见证等,临床用药也可需做相应的调整。中医治疗以从整体着手,调整阴阳,平衡气血,辨证论治为特色。与西医相比,虽然降低血压弱而缓慢,但可缓解头痛、眩晕、失眠、胸闷、肢麻等症状;还可以配合西药使西药降压不良反应减少,从而能有效地提高病人的治疗水平。

历代医家对其主要认识主要有以下几点:《素问》的"诸风掉眩,皆属于肝";刘完素认为本病的病因为风火;朱丹溪偏于痰,有"无痰不作眩"之说;张景岳则认为"无虚不作眩"等。中医的治疗上有口服中药、针灸、推拿等治疗手段。

第一节 中药效验方

中医治疗高血压的偏方在中国最为常见。偏方,即单方、验方。指药味不多,对某些病症具有独特疗效的方剂。数千年来,在我国民间流传着非常丰富、简单而又疗效神奇的治疗疑难杂症的偏方、秘方、验方,方书著作浩如烟海,而且专家指出,用治疗高血压的偏方的患者,再配合通过科学治疗手段治疗高血压有意想不到的效果。下面就介绍几种中医治疗高血压的偏方。

一、单方治疗

单方治病在民间源远流长,享有盛誉,"单方治大病"之说深入人心。采用单方治疗高血压。方便简单易行,深受广大患者的欢迎。下面介绍治疗高血压常用的单方。

处方 1:夏枯草、决明子各 30g。

〔用法〕 每日 1 剂,水煎,分早、晚 2 次服,20 日为 1 个疗程。

〔主治〕 高血压头晕头痛。

处方 2:葛根 15～18g,钩藤 6～10g。

〔用法〕 每日 1 剂,水煎,分早、晚 2 次服。

〔主治〕 高血压出现的头痛头晕、心烦急躁、口干口苦、失眠多梦,中医辨证属肝阳亢盛者。

处方 3:杜仲 24g,玄参 15g。

〔用法〕 每日 1 剂,水煎服。

〔主治〕 高血压出现肝肾不足或阴阳两虚症状者。

处方 4:鲜葵花叶 90g。

〔用法〕 每日 1 剂,水煎,分早、晚 2 次服。

〔主治〕 高血压,症见头晕目眩,头痛,心烦易怒,四肢麻木不适。

处方 5:生地黄、杜仲各 15g。

〔用法〕 每日 1 剂,水煎服。

〔主治〕 高血压出现头晕头痛、耳鸣心烦、腰膝酸软、失眠多梦,中医辨证属肝肾阴虚、心肾不交者。

处方 6:罗布麻叶 3g,丹参 12g,何首乌 10g。

[用法] 每日 1 剂,水煎服。

[主治] 高血压。

处方 7:桑寄生、杜仲各 15g,夏枯草 20g。

[用法] 每日 1 剂,水煎服。

[主治] 肝肾不足型高血压。

处方 8:罗布麻叶 3g。

[用法] 每日 1 剂,用沸水冲泡,代茶频频饮用。

[主治] 高血压。

处方 9:决明子 30g,海带 60g。

[用法] 每日 1 剂,水煎服。

[主治] 高血压。

处方 10:豨莶草、夏枯草各 300g,龙胆 45g。

> **小贴士**
>
> 需说明的是,单方对改善高血压患者的自觉症状效果较好,但其降压作用较弱。应用单方前切记咨询一下医生,做到正确选方用方,对含有毒性成分的单方,更应谨慎使用,以免发生不良事件。

[用法] 将上药共为细末,炼蜜为丸,如梧桐子大,每次 6～9g,每日 2～3 次,温开水送服。

[主治] 高血压。

二、验 方 治 疗

验方是长期临床经验的总结,它具有组方独特、疗效可靠等特点,不断发掘整理名医专家治疗高血压的验方,对于指导临床实践,提高高血压的临床疗效,无疑有举足轻重的作用。下面汇集的一些治疗高血压的验方,供读者参考。

处方 1:加减参苓白术汤。

[药物组成] 党参、茯苓、炒白扁豆、薏苡仁、山药各 15g,炒白术、陈皮、制半夏、泽泻、猪苓各 10g,甘草 3g。

[用法] 每日 1 剂,水煎,分 2 次服,30 日为 1 个疗程,服药期间配合适当体育锻炼。

[主治] 健脾化湿。主治无症状型高血压。

[疗效] 用本方治疗无症状型高血压 30 例,结果治愈(血压恢复正常)24

例,好转(血压下降到临界高血压水平)4 例,无效(血压无明显变化)2 例,总有效率为 93.3％。

［方剂来源］ 郭乃刚. 健脾化湿治疗无症状型高血压 30 例. 新中医,2000,32(10):35.

处方 2:降压饮。

［药物组成］ 菊花、天冬、麦冬、枸杞子、女贞子各 3g,决明子 6g,红花 0.5g,石菖蒲 1.5g。

［用法］ 每日 1 剂,水煎服,30 日为 1 个疗程,一般用药 2 个疗程。

［主治］ 平肝潜阳,豁痰活血,滋阴降压。主治高血压。

［疗效］ 用降压饮治疗原发性高血压 150 例,结果好转 136 例,无效 14 例,总有效率为 90.7％。

［方剂来源］ 金峰. 降压饮治疗原发性高血压 150 例疗效观察. 甘肃中医,2000,13(1):32.

处方 3:降压化瘀汤。

［药物组成］ 天麻、牛膝、生地黄、地龙、桃仁、红花各 15g,钩藤、黄芩、赤芍、川芎、茯神、决明子、杜仲、赭石各 12g,丹参 20g,罗布麻 10g。肝肾阴虚者加白芍、玄参;肝阳偏亢者加龙骨、牡蛎;痰浊中阻者加半夏、白术;肝火盛者加菊花、龙胆;气血虚者加黄芪、阿胶。

［用法］ 每日 1 剂,水煎,分 2 次温服,2 周为 1 个疗程。

［主治］ 滋补肝肾,调整阴阳,疏通血脉。主治舒张高血压。

［疗效］ 用降压化瘀汤治疗舒张期高血压 23 例,结果显效 9 例,有效 14 例,总有效率为 100％。

［方剂来源］ 刘丽. 降压化瘀汤治疗舒张期高血压. 湖北中医杂志,2003,25(10):46.

处方 4:理气化痰祛瘀降压方。

［药物组成］ 柴胡、党参、郁金各 12g,白芍、茯苓、当归各 15g,白术、石菖蒲各 20g,山楂 30g。伴有肝阳上亢者加菊花、夏枯草;伴有脾虚湿盛者加半夏、瓜蒌;伴脾肾阳虚者加淫羊藿、桂枝。

［用法］ 每日 1 剂,水煎,分 2 次温服,2 周为 1 个疗程。

［主治］ 滋补肝肾,调整阴阳,疏通血脉。主治舒张高血压。

［疗效］　用理气化痰祛瘀降压方治疗舒张期高血压 23 例,结果显效 9 例,有效 14 例,无效 0 例,总有效率为 100%。

［方剂来源］　刘丽.降压化瘀汤方治疗舒张期高血压.湖北中医杂志,2003,25(10):46.

处方 5:加味六味地黄汤。

［药物组成］　熟地黄 20g,泽泻、茯苓、山药、钩藤、夏枯草各 15g,牡丹皮、山茱萸、菊花各 10g,石决明(先煎)30g。舌红、口干者加玄参 15g,知母 10g;舌苔腻者加胆南星 5g,竹茹 10g;失眠者加酸枣仁 10g,首乌藤 15g;腰酸痛者加女贞子、杜仲各 10g,气短者加太子参 30g,四肢麻木者加羌活 10g,僵蚕 6g;胸痛者加三七、丹参各 12g,陈皮、制半夏、泽泻、猪苓各 10g,甘草 3g。

［用法］　每日 1 剂,水煎,分 2 次服,30 日为 1 个疗程,服药期间不用其他降压药或影响血压的药物。

［主治］　滋肾平肝降压。主治高血压。

［疗效］　用加味六味地黄汤治疗高血压 377 例,结果显效 113 例,有效 245 例,无效 19 例,总有效率为 95%。观察表明,高血压 1 级、2 级的疗效相近,3 级的疗效较 1 级、2 级差;从中医证型来看,肝阳上亢型及肝肾不足型的疗效相近,而阴阳两虚型的疗效较前两型差。

［方剂来源］　陈康远.加味六味地黄汤治疗原发性高血压 377 例临床观察.新中医,2003,35(4):412。

处方 6:清心降压饮。

［药物组成］　生地黄、石决明各 30g,竹叶、白茅根、丹参、益母草、夏枯草、豨莶草各 10g,白芍、菊花各 15g,灯心草、甘草各 3g。头痛者加钩藤、蔓荆子各 10g;大便秘结者加大黄 6g;血脂高者加山楂 15g,苍术 10g;阴虚甚者加麦冬 15g,五味子、女贞子各 10g。

［用法］　每日 1 剂,水煎 2 次,合药液后分早、中、晚服,1 个月为 1 个疗程,一般治疗 2 个疗程。

［主治］　清心降火,活血利水。主治 1 级高血压。

［疗效］　用清心降压饮治疗 1 级高血压 42 例,结果显效 22 例,有效 14 例,无效 6 例,总有效率为 85.7%。观察表明,高血压 1 级、2 级的疗效相近,3 级的疗效较 1 级、2 级差;从中医证型来看,肝阳上亢型及肝肾不足型的疗效相

近,而阴阳两虚型的疗效较前两型差。

[方剂来源] 覃春荣,刘瑞俊.自拟清心降压饮治疗1级高血压42例.国医论坛,2000,15(2):434.

处方7:四子薄荷降压汤。

[药物组成] 枸杞子9g,五味子12g,金樱子6g,薄荷(后下)9g。

[用法] 每日1剂,用开水浸泡代茶饮,每次服时加1g薄荷,每日服用3～6次。

[主治] 滋补肝肾,潜阳降压。主治肝肾阴虚型高血压。

[疗效] 用四子薄荷降压汤治疗肝肾阴虚型高血压40例,结果显效30例,有效4例,无效6例,总有效率为85%。

[方剂来源] 唐仁.四子薄荷降压汤治疗肝肾阴虚型高血压疗效观察.四川中医,2000,18(9):17.

处方8:健脑安神调气通络汤。

[药物组成] 熟地黄、枸杞子、何首乌、酸枣仁、香附、茯苓各20g,龙骨、鸡血藤各30g,当归、川芎各15g,木香10g。腹胀泄泻者加厚朴、炒白术;腰酸痛者加杜仲、川续断;失眠甚者加首乌藤、珍珠母;心胆火盛者加龙胆、黄连;痰湿盛者加橘红、半夏;阳虚者加淫羊藿、巴戟天;阴虚者加龟甲、墨旱莲;气虚者加人参、黄芪;头痛者加天麻、蔓荆子。

[用法] 每日1剂,水煎服,连续治疗2个月为1个疗程。

[主治] 健脑安神,调气通络。主治高血压。

[疗效] 用健脑安神调气通络汤治疗原发性高血压120例,降压效果为临床治愈34例,显效42例,有效35例,无效9例,总有效率为92.5%。症状改善效果为临床治愈36例,显效42例,有效31例,无效11例,总有效率为90.8%。

[方剂来源] 郭绍伟.健脑安神调气通络汤治疗原发性高血压120例.河南中医,2003,23(2):23。

处方9:新加六味地黄汤。

[药物组成] 熟地黄25g,山药30g,山茱萸、菊花、龙骨各20g,茯苓12g,牡丹皮、钩藤各15g。泽泻9g,牡蛎6g。偏肝阳上亢者加天麻15g,石决明10g;偏肝肾阴虚者加枸杞子20g,墨旱莲12g;偏阴阳两虚者加阿胶(烊服)10g,肉桂12g。

[用法] 每日 1 剂，水煎，分早、晚 2 次服，1 个月为 1 个疗程，服用 1～2 个疗程。同时配合西药卡托普利片，每次 25mg，每日 2 次，口服；氢氯噻嗪，每次 12.5mg，每日 1 次，口服。

[主治] 滋养肝肾，平肝潜阳。主治高血压。

[疗效] 用新加六味地黄汤配合西药卡托普利片、氢氯噻嗪片治疗高血压 30 例，结果显效 20 例，有效 7 例，无效 3 例，总有效率为 90%。

[方剂来源] 柳传鸿，刘其政．新加六味地黄汤治疗高血压 30 例．陕西中医，2002，23(8)：69.

处方 10：仙柏补阳还五汤。

[药物组成] 生黄芪 60g，淫羊藿 18g，黄柏 9g，当归、赤芍、地龙各 12g，川芎 15g，桃仁、红花各 6g。偏肝阳上亢者加天麻 15g，石决明 10g；偏肝肾阴虚者加枸杞子 20g，墨旱莲 12g；偏阴阳两虚者加阿胶(烊服)10g，肉桂 12g。

[用法] 每日 1 剂，水煎取汁，分早、晚 2 次服，8 周为 1 个疗程。

[主治] 补肾益气，活血通络降压。主治肾气虚血瘀型高血压。

[疗效] 用仙柏补阳还五汤治疗肾气虚血瘀型高血压 50 例，结果显效 28 例，有效 18 例，无效 4 例，总有效率为 92%。

[方剂来源] 刘华．仙柏补阳还五汤治疗肾气虚血瘀型高血压临床研究．中西医结合杂志，1993，13(12)：71.

> **小贴士**
>
> 用于治疗高血压的验方较多，它们各有其适用范围。由于疾病是复杂多样、千变万化的，加之高血压患者存在个体差异，部分治疗高血压的验方还含有毒性药物，所以在应用验方时一定要先咨询一下医生，在医生的指导下应用。

第二节 按摩疗法

按摩疗法是通过按、压、拿、摩等手法作用于人体体表的特定穴位或部位，给机体一定的良性刺激，以调节人体的生理、病理状态，达到防病治病目的的一种传统治疗调养手段。按摩不仅可治疗跌打损伤、腰腿酸痛等外、伤科疾病，也可治疗内科、儿科、妇科等疾病。高血压患者通过适宜的按摩,能达到稳定、降低血压,改善或消除头晕、头痛、心烦、失眠等自觉症状的目的。

一、常用的基本手法

治疗高血压的按摩方法多种多样,它们各有其适用范围,临床中可根据病情恰当选用。自我按摩应在医生的指导下,在了解注意事项并掌握操作要领后进行,只要运用正确,即可取得较好的疗效。

1. **按法** 按法是以指端、掌、掌根或肘尖着力,先轻后重,由浅而深地反复按压体表一定部位或穴位的一种最常见的按摩手法。由于着力部位、用力轻重及适用范围的不同,按法可分为拇指按法(图4-1)、中指按法、指节按法、掌根按法、掌按法、肘按法等不同方法。按法应用范围较广,可在全身各部位经穴应用,亦可"以指代针"起到针刺的作用;掌按法主要用于腹部治疗法;掌根按法适用于腰背及臀部面积较大、肌肉丰厚的部位;肘按法力量重、刺激性强,主要用于肌肉丰厚部位的治疗。操作时按压方向要垂直,动作要协调、缓和,用力要由轻而重,稳而持续,使刺激充分透达到机体组织的深部,切忌用迅猛的暴力。

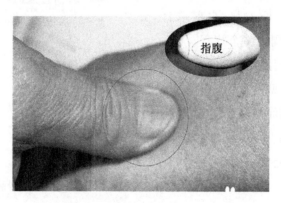

指腹

图 4-1 按法

2. **摩法** 摩法是用手掌面或示指、中指、环指的指腹在体表一定部位上,以腕关节连同前臂做环形移动摩擦的一种按摩手法(图4-2)。本法刺激轻柔缓和,适用于全身各个部位,是胸腹、胁肋部最常用的手法。操作时沉肩垂肘,前臂置于胸前,掌面朝下,在肩肘关节的协力下,着力面按顺、逆时针方向做旋转运动,其腕关节应放松,摆动自如,动作协调,用力要轻重得宜,做到轻而不飘,重而不滞,摩后患者肌肤深层应产生舒适感,无不良反应。

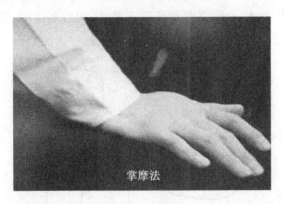

掌摩法

图 4-2　摩法

3. 搓法　搓法是用两手掌面夹住肢体一定部位,相对用力做快速的来回搓揉动作的一种按摩手法(图 4-3)。搓法有指搓、掌鱼际搓及掌搓之分,手法大同小异,以掌搓法较为常用,适用于四肢、腰背、胸腹及两胁部的治疗,一般作为按摩结束的手法。搓揉时用双手夹住肢体的一定部位,以指掌带动皮肉做相反方向的快速搓揉并上下来回盘旋,其用力要深沉,两侧对称而均匀,搓动要快,移动要慢,动作要协调,通常由慢速开始,逐渐加快,至结束时又逐渐减慢。

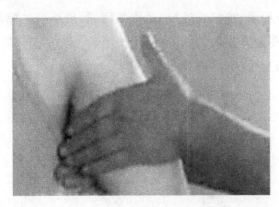

图 4-3　搓法

4. 拍法　拍法是指手指自然并拢,用空掌平稳而有节奏地拍打体表治疗部位的一种按摩手法(图 4-4)。本法具有调和气血、疏通经络、缓解肌肉痉挛等功效,主要用于肩背、腰骶及四肢等部位的治疗。施术时五指并拢,掌指关节自然微屈,掌屈使掌心凹成"空掌",有节奏地拍打治疗部位。拍打时用力要平稳均匀,腕关节要有弹性,动作要柔和且有节律性,用力要适中,切忌施以暴力,以局部发生轻微振动、皮肤出现微红充血、患者感到舒适为宜。

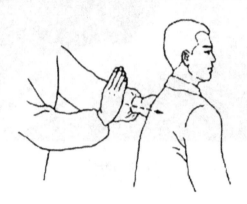

图 4-4　拍法

5. **拿法**　拿法是以拇指与其余四指的螺纹面紧夹治疗部位将肌肤提起,并做轻重交替而连续的揉、捏动作的按摩手法(图 4-5)。本法刺激较强,常在施以拿法后再揉摩该治疗部位,借以缓解,主要用于颈项、肩背、头面部及四肢肌肉或肌腱等条状组织部位的治疗。操作时沉肩,腕关节略屈,拇指与其余指关节伸直,掌指关节屈曲,腕部要放松,动作要协调,用手指的螺纹面夹住治疗部位,指面着力,不要紧夹住表皮,更不能用指甲着力扣掐治疗部位,揉捏动作要连贯,用力要缓和适中,不得用暴力。

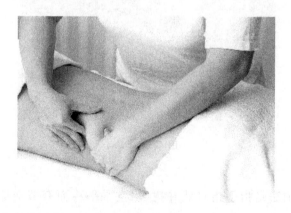

图 4-5　拿法

6. **揉法** 揉法是用手掌大鱼际、掌根部或手指指腹着力吸定于治疗部位，指掌带动该处的皮下组织做轻柔缓和的环旋动作的一种按摩手法（图 4-6）。本法动作与摩法有相似之处，具有刺激持久、柔和舒适的特点，适用于全身各个部位，以头面部、胸腹部及四肢为常用。操作时肩部放松，肘关节屈曲，掌面保持水平，手指自然微屈，指间略微分开，腕关节带动前臂，使附着部分做灵活的回旋运动。其压力宜轻柔，动作要协调而有节奏，既不能有体表摩擦，也不能过于向下按压，更不能用蛮劲。

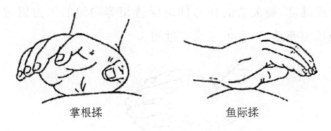

掌根揉　　　　　　鱼际揉

图 4-6　揉法

7. **抹法** 抹法是用拇指指腹或手掌贴于体表治疗部位，做上下左右或弧形曲线的缓慢推动的一种按摩手法（图 4-7）。本法有温热效应，能温经止痛祛风散结，行气活血，主要用于头面、颈项、胸腹及手掌部。操作时用单手或双手拇指螺纹面贴于肌表进行缓慢移动，手法应轻缓均匀而柔和，推抹力量要均匀，动作应有节律性，治疗时间不宜过长，防止损伤皮肤，必要时可在治疗部位涂抹润滑剂。

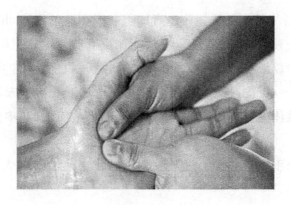

图 4-7　抹法

8. 擦法　擦法是用手背近小指侧部分或小指、环指、中指的掌指关节突起部分,附着于体表施治部位,运用腕关节屈伸外旋的连续往返转动,使产生的压力轻重交替而持续不断地作用于治疗部位上的一种按摩手法(图4-8)。本法具有刺激力量较强、刺激面积较大的特点,可用于肩背、腰臀及四肢等肌肉较丰厚的部位。操作时肩关节放松下垂,肘关节离开躯干10cm左右,各手指任其自然,不能过度屈曲或伸直。腕关节屈伸幅度要大,使掌背部分的1/2面积接触在治疗部位上,掌背的近小指侧部分是擦法操作者的着力点,应紧贴在治疗部位,不宜移动或跳动,腕关节的屈与伸应保持相等均匀的压力以避免手背与体表撞击,所用压力要适当,不可过强或过弱。

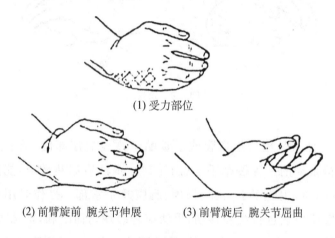

(1) 受力部位

(2) 前臂旋前　腕关节伸展　　　(3) 前臂旋后　腕关节屈曲

图 4-8　擦法

9. 抖法　抖法是用双手握住患者的上肢或下肢的远端,用力做连续小幅度上下抖动的一种手法(图4-9)。本法能使患者肢体的软组织产生轻微的颤动,有调和气血、放松肌肉和关节的作用。要注意抖上肢时,应将要抖动的上肢固定在外展40°～60°位;抖下肢时,应将要抖动之下肢抬离床面约成30°角为宜。同时固定肢体不宜捏得太紧,颤动的幅度由小而大,频率要快,每分钟约300次。

其余的按摩手法还有擦法、捏脊法等。

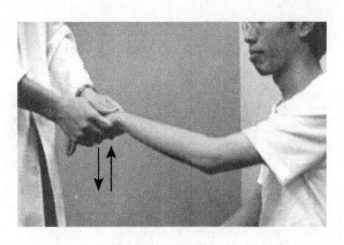

图 4-9 抖法

二、按摩穴位

1. 头部穴位 有效穴位：百会、天柱、人迎、天鼎、桥弓等，及耳部的降压点、神门、心、肾上腺、皮质下等耳穴（图 4-10）。

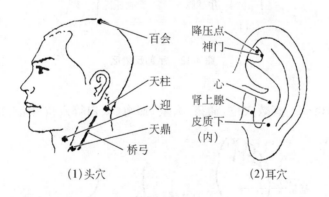

（1）头穴　　　　　　　　（2）耳穴

图 4-10 头部穴位

2. 手部穴位 有效穴位：关冲、少冲、劳宫、合谷、大陵、神门、太渊等穴（图 4-11）。

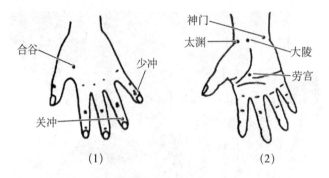

图 4-11　手部穴位

有效反射区：肾、肾上腺、肝、大脑、颈椎、胸腺淋巴结、内耳迷路、血压区等（图 4-12）。

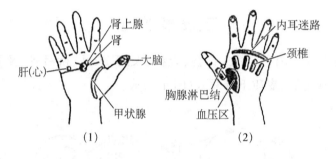

图 4-12　手部反射区

3. 足部穴位　有效穴位：涌泉、太溪、照海、太白等穴位（图 4-13）。

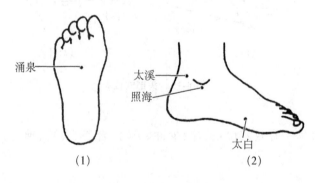

图 4-13　足部穴位

有效反射区:肾、肝、肾上腺、大脑、垂体、颈项、腹腔神经丛、心、血压点等(图 4-14)。

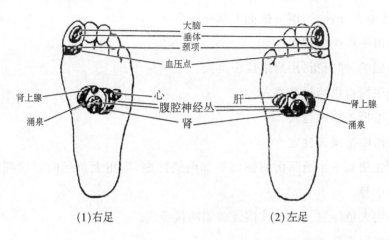

(1)右足　　　　　　　　　(2)左足

图 4-14　足部反射区

4. 躯干部穴位　有效穴位:背部的心俞、脾俞、命门、肾俞、气海俞、关元俞,胸腹部的膻中、中脘、神阙、天枢、气海、关元穴等(图 4-15)。

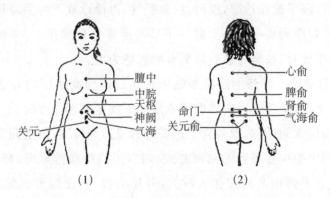

(1)　　　　　　　　(2)

图 4-15　躯干部穴位

三、具体操作方法

适用于治疗高血压的按摩方法多种多样,它们各有其适应范围,临床中可根据病情恰当选用。自我按摩在医生的指导下,在了解注意事项并掌握操作要领后进行,只要运用正确,即可取得较好的疗效。

1. 自我按摩法　自我按摩法通过局部按摩和对经络穴位的刺激来改善高

血压患者头晕、头痛、耳鸣、心烦、失眠等自觉症状,其方法简单易行,坚持应用效果良好。操作时患者取坐位,全身放松,双手掌放于两大腿上,闭目静心,自然平静呼吸5分钟后,即可按如下顺序进行。

(1)用中指揉太阳穴。

(2)握拳、伸拇指,用拇指揉头维穴。

(3)用拇指指峰揉率谷穴。

(4)用拇指揉风池穴。

(5)用中指揉天柱穴。

(6)先用双手小鱼际由前额向头部两侧抹擦,再用大鱼际向颈项部两侧抹擦,用力中等。

(7)用大鱼际自上而下抹擦经两侧的伏兔穴。

(8)用拇指按揉曲池穴。

(9)用拇指与示指同时捏压内关穴和外关穴。

(10)用拇指按揉阳陵泉穴。

(11)用拇指按揉足三里穴。

(12)站立,两手徐徐抬起,提肩,扩胸吸气,再徐徐放下两手,同时呼气。

以上操作顺序为头→颈→上肢→下肢。通常每日操作1~2次,每节1分钟左右,用力中等,以按摩时达到局部有酸胀感为度。

2. 背部推按法　背部推按法是临床常用的调治高血压的方法之一,通常每日操作1~2次,坚持应用定能取得成效。下面是其操作方法。

患者取坐位或俯卧位,术者立于患者背后或适当位置,由上而下进行操作。用两手示指和中指按住患者的两肩井穴,用右手拇指缓推风府、哑门穴10~15次,之后用左右手拇指共同按住大椎穴,并用力按压,使患者感觉有气下行为止,时间为30秒至1分钟。

然后仍用两手示指和中指按住患者的两肩井穴,两手拇指按住两风门穴揉拨,时间约1分钟;而后用右手拇指和示指、中指按住两风门穴部位的大筋,用左手拇指和中指先扣按两肺肓穴,时间约30秒,再扣按两膏肓穴部位的筋不动,右手拇指和示指、中指顺背伸肌向下按拨,到两膏肓穴即扣住不动,随即用左手拇指和中指按住两脾俞穴部位的大筋,用右手拇指和示指、中指由膏肓穴顺其背伸肌向下按拨至两脾俞穴为止。

接着用右手中指按住大椎穴部位,用左手拇指、示指和中指扣住肾俞穴部位,往里合按住不动,时间约 1 分钟;继而用两手掌从上到下顺推脊背部 3～4 次。然后先用右手拇指按压患者第 6 颈椎右侧面的血压点(第 6 颈椎旁开 2 寸)30 秒,再用左手拇指按压第 6 颈椎左侧面的血压点 30 秒;用双手拇指按压大椎穴,双手中指按压两肩井穴,时间约 1 分钟。最后用双手拇指按压两肺俞穴,同时向上提拔 1 分钟,结束治疗。

3. 上、中、下三部按摩法 上、中、下三部按摩法分按摩头颈及上肢、按摩背部和腹部以及按摩下肢三部分进行治疗,也是调治高血压的常用方法之一。下面是其操作方法。

患者取适当的体位,首先按摩头颈及上肢,术者用五指拿法从前发际缓慢移动拿向后发际,反复操作 3～5 次,点揉印堂、百会、风府穴各 1 分钟;用双手手指抹前额 6～10 次,用双掌从太阳穴向风池穴推 4～6 次,并点揉太阳、风池穴各 1 分钟;之后由风府穴向下,拿捏颈项部 2～3 分钟;由肩井穴经曲池穴,拿搓上肢至手部,并点揉肩井、曲池、内关、神门、合谷穴各 30 秒。

接着按摩背部和腹部,先由身柱至命门穴,用拇指平推背部脊柱两侧肌肉,从上向下,反复操作 3～5 次,并点按身柱、命门穴各 30 秒;之后用掌根缓缓揉摩整个腹部 3～5 分钟,并点按右梁门穴 1～3 分钟。

最后按摩下肢,先用双手握住左侧大腿根部,两手一边按揉大腿两侧肌肉,一边向小腿推按,从上向下推按至足踝,如此反复操作 3～5 次,并点揉足三里、承山、三阴交穴各 30 秒;之后用同样的方法按摩右下肢。随之搓揉双足底之涌泉穴各 1 分钟,结束治疗。

自我按摩降压保健操:自我按摩降压保健操 20 世纪 90 年代见于多种书刊,目前已有很多群众将此操用于高血压的防治。通常每日操作 2 次,坚持应用效果良好。下面是其具体操作方法。

预备姿势:患者衣着宽松,取坐位,精神放松,双目轻闭,双足分开,与肩同宽,双手平放在大腿上。

(1)明目:用两手拇指面轻轻按揉攒竹穴,其余四指可固定于前额(8 拍×2 次);然后把示指叠压在中指指甲上方,用中指面按揉两侧太阳穴(8 拍×2 次)。

(2)醒脑:右手拇指跷起,其余四肢虚握,用拇指指腹压百会穴(8 拍×2 次);用双手拇指揉两侧率谷穴(8 拍×2 次)。

(3)止眩：两手手指交叉抱于后枕部，用拇指指腹压风池穴(8拍×2次)，再用拇指揉两侧天柱穴(8拍×2次)。

(4)舒心：左手(拇指向内)握住右手上臂，然后用拇指沿手少阴心经体表循行路线极泉→少冲穴，进行推按，8拍循经按揉1遍(8拍×2次)；同样，右手拇指梳理左侧心经2遍(8拍×2次)。

(5)降压：用左手大鱼际自上而下推右侧桥弓，每2拍推1遍(8拍×2次)；同样，用右手大鱼际自上而下推左侧桥弓8遍(8拍×2次)。

(6)清热：用左手拇指指尖点揉右曲池穴，其余四指固定于右肘部(8拍×2次)；同样，用右手拇指指尖点揉左曲池穴，其余四指固定于左肘部(8拍×2次)。

(7)养心：左手拇指指尖按揉右侧内关穴，其余四指固定于右腕部(8拍×2次)；同样，按揉左臂内关穴(8拍×2次)。

(8)调气：双手翻掌向上，缓慢平举，同时扩胸做深吸气，然后双手俯掌，手心朝下，缓慢放落，同时做深呼气，如此往复数次，患者全身感到轻松舒畅即可(不计拍数)，全套动作结束。

在操作过程中，应注意在两节之间稍作还原停顿，并做预备姿势状。此操每节8拍×2次，一般每1或2拍(口中默念拍数以配合，速度自行掌握)旋揉穴位1次，以局部感到酸胀微痛为度。此套自我按摩降压保健操不仅穴位少，操作简便，且不受时间、地点等限制，患者只要持之以恒(每天自我按摩2次以上)，效果是肯定的。

4.四步按摩法 四步按摩法选自人民卫生出版社出版的《高血压病中医保健》(李亚平主编)一书，下面是其具体按摩方法。

第一步：患者取适当的体位，采用一指禅推法，从印堂穴直线向上到发际，往返5次；再从印堂穴沿眉弓至太阳穴，左右各往返3次；接着采取抹法，在前额、上下眼眶及鼻翼旁，从人体前正中线向两侧分别轻抹2分钟左右；继而采用扫散法，在两侧头颞部各施术1分钟。

第二步：患者取适当的体位，采用抹法，在两侧桥弓(自乳突沿胸锁乳突肌至同侧胸锁关节)自上而下轻抹30次；再采用五指拿法，从前发际开始缓慢向后发际提捏，由前向后共6遍；接着采用一指禅推法，从颈后风府穴沿颈椎向下推至大椎穴，往返5遍；然后采用揉法，在颈椎两侧，上下反复按揉5遍；最后采用三指拿法，在风池穴、天柱穴上各施术1分钟。

第三步:患者取适当的体位,采用揉法,按揉双侧肺俞、心俞、膈俞穴各 1 分钟;接着按揉两侧曲池、内关穴各 1 分钟;然后采用全掌擦法,在肩背部擦约 3 分钟,以治疗部位有温热感为度;然后采用小鱼际擦法,在肾俞、命门穴及整个腰骶部横擦约 3 分钟,以局部有温热感为度;最后采用小鱼际擦法,在足底之涌泉穴上加压摩擦约 2 分钟,以足心有温热感为度。

第四步:患者取适当的体位,采用一指禅推法,在中脘、大横穴上各施术 2 分钟;接着采用揉法,在气海、关元穴上各施术 2 分钟;最后采用掌摩法,在腹部按顺时针方向摩动 3 分钟。

以上 4 步可依顺序全部操作,每天 1 次或隔日 1 次,也可将第一、第三步分为一组,第二、第四步分为一组,每天操作一组。上述四步按摩法,可由医生操作,也可由患者家属操作,只要坚持按摩,定能收到稳定降低血压、改善或消除高血压患者自觉症状的效果。

5. 按摩降压止眩法 按摩降压止眩法以攒竹、太阳、百合、风府、风池、大椎、降压沟、曲池、内关、神门、合谷、承山、三阴交、足三里、太冲、涌泉、印堂等穴为治疗重点,进行按摩治疗,通常每日操作 1～2 次,坚持应用能达到稳定、降低血压,缓解高血压患者头晕、头痛、心烦、失眠等自觉症状。

操作时患者取适当的体位,先用推印堂穴的方法,双手示指至小指并拢,扶于前额顶骨,拇指指腹快速轻轻向上擦摩印堂穴 1～2 分钟,使之有清醒舒适感;再用分推两颞的方法,将两手搓热,两手示指至小指并拢,以手指的指面在前额中线向两侧颞部分推 16～20 次,并自攒竹穴向太阳穴分推 16～20 次,按揉攒竹、太阳穴各 30 秒。

接着将五指分开,如用梳子梳头一样,从前发际经百会穴向后梳至后发际,反复进行 16～20 次,并按揉百会、风池、风府穴各 30 秒;再用示指、中指、环指指面,从风府穴至大椎穴,在颈后做自上而下的按揉,反复操作 3～5 次,并按揉大椎穴约 1 分钟。之后采用指擦降压沟

小贴士

按摩的过程是轻松舒适的,按摩疗法治疗调养高血压是行之有效的。应当注意的是按摩疗法的作用有限且取效较慢。应用按摩疗法要注意采取适宜的手法,坚持按摩治疗的连续性,只有这样才能取得较好疗效。

穴的方法,将两手示指与中指分开,以示指的尺侧缘分别附着在耳后降压沟穴(在耳背部耳甲隆起处外缘凹沟的上 1/3 处),两手示指在降压沟穴处反复擦动,至耳后穴区出现热感为止。

患者再取坐位,将两手搓热,采用浴面的方法,先擦前额部,次擦前额两侧,再擦面颊,每个部位各擦 1～3 分钟,而后擦整个颜面部,以颜面透热为度。最后采用指揉四肢穴位的方法,先按揉上肢的曲池、内关、神门、合谷穴,每穴约 30 秒,左右两侧上肢各按揉 1 次;再按揉下肢的承山、三阴交、足三里、太冲穴,每穴约 30 秒,左右两侧下肢穴各按揉 1 次;并揉擦双足底之涌泉穴至发热,结束治疗。

第三节　针灸治疗

"针"是指"针刺",是利用各种针具刺激穴位以治病的方法;"灸"是指"艾灸",是指用艾灸在穴位上燃灼或熏熨来治病的方法。艾灸可以弥补针刺之不足,针刺和艾灸常配合应用,故常针灸并称。中医在高血压病的治疗上有很多经验,也有很多患者经过针灸、按摩等治疗后,有很好的疗效。但必须强调的是,其只能作为综合治疗的一部分,仅是配合治疗。对有危险因素的 3 级高血压患者,或合并有糖尿病和心脏病等高危者,均应积极地采取综合措施,以迅速控制病情。这里介绍一些针灸、按摩治疗高血压的方法,供读者参考。

一、体针治疗

常用穴:曲池、风池。

备用穴:合谷、太冲。

应注意,要在中医辨证的基础上选穴进行治疗:肝火亢盛型选取行间、曲池、风池泻法;阴虚阳亢型选取三阴交、照海、行间、曲池泻法;阴阳两虚型选取三阴交、足三里、关元、肝俞、肾俞补法;痰湿壅盛型选取合谷、丰隆、阴陵泉泻法,太白补法。

治法:以常用穴为主,效不佳时,加用或改用备用穴;辨证明确者按辨证取穴。双侧均取:曲池深刺,向少海穴进针 1.5～3 寸,得气后,使针感上传至肩,下行于腕,以捻转提插手法行针 1 分钟,留针。针刺风池穴时,令病人仰卧,枕头略高,颈部悬空,以利进针,针感以放射至前额为佳,亦运针1分钟,留针。针刺合谷、太冲,以上、下、左、右顺序进针,运针1分钟。留针30分钟至1小时,其间,每隔5～10分钟运针1次。每日或隔日1次,6次为1个疗程,疗程间隔3天。也可取合谷、太冲和曲池,针刺得气后,施泻法,然后接通电针仪,连续波,频率200次/分钟,刺激量以患者可耐受为度。留针20分钟。每日或隔日1次,10次为1个疗程,疗程间隔3～5天。

二、灸法治疗

常用穴分2组:①足三里、悬钟;②百会、涌泉。

备用穴:风池、阳陵泉、照海、委中。也可根据辨证分型:肝热型,选足三里、太冲;阴虚阳亢型,取足三里、蠡沟;阴阳两虚型,取足三里、三阴交;痰湿型,取足三里、丰隆。

治法:常用穴为主,效不佳时酌加备用穴。第一组,穴用艾炷瘢痕灸,仅选一穴,双侧均取。令病人取卧位,充分暴露穴位,用75%乙醇消毒后,在穴区涂上大蒜汁或凡士林油膏,将麦粒大小之艾炷直立于穴位上,用线香点燃,待艾炷烧至皮肤时,用手指在穴周轻轻抚摸拍打,以减少其灼痛感(如惧痛甚者可预先以1%～2%普鲁卡因注射液施局部麻醉),一般灸1～3壮,至局部出现小水疱为止。然后用消毒敷料覆盖,防止感染。如灸疮化脓,可在原穴稍向下移,继续施灸。灸疮每日更换敷料1次,一般在4～6周结痂自愈。每周1次,穴可轮换。第二组及备用穴用艾卷灸,每次1～2穴。百会穴为雀啄灸。艾卷点燃后,从远处向穴区接近,当患者感觉烫为1壮,然后将艾条提起,再从远端向百会穴接近,如此反复操作10次即可停。壮与壮之间应间隔片刻,以免起疱。涌泉穴为温和灸,可双侧同时进行。令患者取仰卧位,将点燃之艾卷以间距2～3cm施灸,以患者感温热而不灼烫为度。每次灸15～20分钟。备用穴亦可用温和灸法。上述灸法,均为每天1次,7～10次为1个疗程。

三、拔罐治疗

取大椎穴,令患者正坐垂头,以毫针直刺大椎穴,针深1～1.5寸,不做捻转,略加提插,至诱发出下窜针感后,在针柄上放一沾95%乙醇的棉球,点燃,叩上玻璃罐;或用真空拔罐器吸拔。留罐20分钟,起罐取针。隔日治疗1次,

10次为1个疗程,疗程间隔5～7天。一般须治疗3个疗程。

四、特 种 针 法

1. 梅花针 取颈椎骶椎两侧、乳突部、气管两侧部位,用梅花针轻中度叩刺。根据病人的具体证候,另用镇静缓解降压法和调整巩固降压法,前法取颈骶部、乳突部、气管两侧、臀部的阳性反应区以及内关、风池、三阴交;后法取脊柱两侧、腰骶部的阳性反应区及气管两侧及乳突部、足三里、小腿两侧,采用轻度或中度叩击。

2. 眼针与头针 眼针降压可取双侧眼区即左眼下眶外1/4处,右眼上眶外1/4处,均距眼缘2分处。操作时,压紧眼睑,以5分毫针沿皮横刺,留针5～10分钟;头针可取足运感区、额前区、晕听区、平衡区,用1.5寸毫针沿皮刺入仅1寸,快速提转5分钟,10次为1个疗程。但本法仅适用于轻、中度高血压患者,而且手法要轻度适中,如血压＞180/110mmHg时,禁用此法强刺激。方氏头针取书写、呼吸、思维、听觉为常用穴;伏象头部为备用穴。以常用穴为主,疗效不佳时加配穴。进针须深达骨膜,留针30分钟,中间捻针1次,捻转和提插手法结合运用,每天1次,连续针5次,停针2天,再针5次为1个疗程。疗程间隔3～5天。

3. 火针 用火针刺百会、气海穴,治疗开始的前3天为每天1次,此后隔日1次,2周为1个疗程,连续治疗2个疗程。火针治疗高血压病简便快捷,取穴少,疗效比较可靠。

4. 穴位注射法 用0.25%普鲁卡因注入足三里、内关、曲池,每穴注射1.5～2ml,左右穴交替使用。

第四节 耳穴疗法

中医学认为,高血压可分为肝阳上亢等几个证型,但总体而言,肝阴不足、虚阳上亢是其常见病机。患者除血压升高外多兼见头痛、眩晕、面红、耳鸣、便秘、口苦等症状,心脏、血管、肾、眼底都有不同程度的病变。中医学认为,"耳为宗脉之所聚",十二经脉皆通于耳,人体某一脏腑和部位发生病变时可通过经络反映到耳郭相应点上。已经证实,耳部按摩有稳定血压的作用,对耳穴针刺或压迫刺激,也有降压治疗效果。

一、耳 穴 按 摩

耳背有一"耳背沟",位于耳郭背面,由内上方斜向下方走行的凹沟处。因其有稳定血压的作用,故亦称"降压沟"。耳穴按摩不仅能预防高血压,对轻度、中度高血压具有良好的辅助治疗作用。

取穴:降压沟、降压点、肝穴、肾穴、内分泌穴、肾上腺穴、耳轮部、耳背部。

按摩方法:用白虎下山手法(以双手示指或示指及中指之指腹,从上而下按摩双耳背之降压沟,本法由上而下按摩,形如白虎下山之势而得名)。按摩位于耳背的降压沟 6 分钟,频率为每分钟约 90 次,以红热为度;捻耳轮部 6 分钟,频率为每分钟约 90 次,重点捻耳尖;掌擦耳背部,频率为每分钟约 120 次;其余穴位用耳压法贴王不留行治疗,每次轮替选用 3～4 个穴位,左右耳交换治疗。如是轻型高血压患者,贴丸后每天早晚 2 次按压即可,如是中型或重型患者应适当增加按压次数。还可配足底涌泉穴,掌擦涌泉穴 5 分钟,频率为每分钟约 180 次。

特别提示:高血压患者特别要注意的是按摩耳背下耳根有升压作用(图 4-16)。

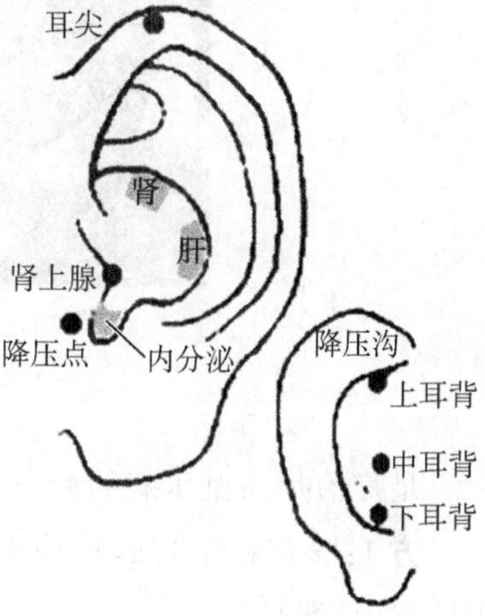

图 4-16　耳部穴位

二、耳针与耳穴压豆法

常用穴:降压沟、肝、心、交感、肾上腺。

备用穴:降压点、耳尖、神门、枕、额、肾、皮质下等。

治法:用毫针每次取一侧耳穴,以常用穴为主,酌加备用穴,留针 1 小时,10 次为 1 个疗程。针前要用碘伏严格消毒。也可每次取常用穴 3～4 穴,酌加备用穴,以胶布将王不留行贴于所选之穴,贴紧并稍加压力,使患者感胀痛及耳郭发热。每 2 天换贴 1 次,每次一耳,双耳交替,15 次为 1 个疗程。耳针较耳穴压豆刺激量强,作用较快,但耳穴压豆作用较为持久。

在上述治疗的同时应注意:定时监测血压,遵医嘱服用降压药物;节制饮食,控制体重;限制食盐摄入量;保持乐观情绪,注意劳逸结合,生活起居有节;经常做散步、慢跑、太极拳等有氧运动。

第五节 足 疗

足是人体中离心脏最远的部位,足浴属于中医足疗法内容之一,也是一种常用的外治法。用热水泡泡足,既解乏,又利于睡眠(图4-17)。

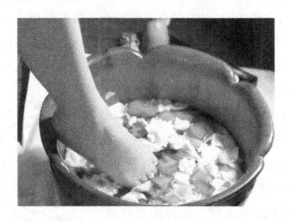

图 4-17 足疗

足疗治疗高血压病的配方如下。

方1:罗布麻叶15g,杜仲6g,牡蛎15g,首乌藤10g,吴茱萸10g。加水煎煮,去渣取液,泡足。

功效:平肝潜阳,安神镇静。

主治:高血压病引起的头痛、眩晕。

方2:吴茱萸15g,黄柏15g,知母15g,生地黄15g,牛膝15g,生牡蛎50g。加水煎煮,去渣取液,待温后浸洗双足10分钟,每日1次,7~14日为1个疗程。

功效:清热燥湿,疏肝除烦。

主治:阴虚阳亢型高血压病出现眩晕、颜面红赤、口苦口干者。

方3:磁石18g,石决明18g,桑枝6g,枳壳6g,当归6g,党参6g,黄芪6g,乌药6g,蔓荆子6g,白蒺藜6g,白芍6g,炒杜仲6g,牛膝6g,独活6g。前两味药先加水煎汤,再加其余12味共煎,去渣取液,洗浴双足,每日1次,每次约1小时,10日为1个疗程。为保持水温,在洗浴过程中可适当添加热水。

功效:镇肝息风,柔肝补肾,益气养血。

主治:高血压病引起的头痛、眩晕、麻木等。

方4:钩藤 20 克,冰片少许。将钩藤切碎,加少许冰片,入布包,放入盆内加温水浸泡备用。每日晨起和晚睡前各洗浴双足 1 次,每次 30～45 分钟,10 日为 1 个疗程。

功效:疏风清肝,息风止痉。

主治:高血压。

方5:桑树皮 15g,桑叶 15g,茺蔚子 15g。加水 2000ml 煎至 1500ml 左右,去渣取液,凉至不烫足时洗泡双足 30 分钟,每日 1 次,洗毕睡觉。为保持水温,在洗浴过程中可适当添加热水。

功效:疏风清肝,化瘀止痛。

主治:高血压病等原因引起的头痛。

第六节　药　　膳

药膳既可作为高血压病的辅助疗法,以可作为该病的预防、康复以及保健之用。

下面给大家介绍几种药膳的方法及步骤。

一、炖　海　参

水发海参 30g,加水适量,文火炖烂,加入适量冰糖融化后食用(图 4-18)。

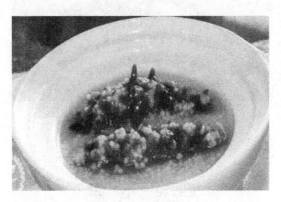

图 4-18　炖海参

二、天麻炖鸡蛋

天麻 9g，煎 1 小时后，弃渣，加鸡蛋 2 枚同煮，熟后服食（图 4-19）。

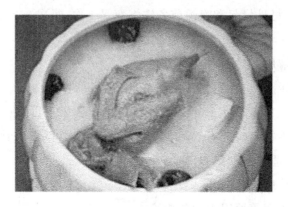

图 4-19　天麻炖鸡蛋

三、醋泡花生米

选带红衣花生米 250g，加米醋适量，浸泡 5～7 天，每日食 3 次，每次 10～20 粒（图 4-20）。

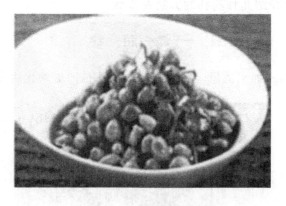

图 4-20　醋泡花生米

四、炖　木　耳

白木耳或黑木耳 10g，水发后洗净，加水适量，文火烧烂后加适量冰糖每晚服用(图 4-21)。

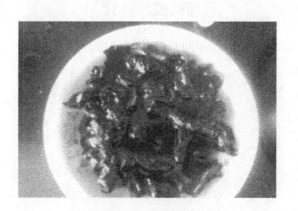

图 4-21　炖木耳

第七节　其　他

康复医疗还有助于改善心血管功能及血脂代谢,防治血管硬化,减少脑、心、肾并发症。康复医疗的作用途径有功能调整与锻炼两个方面。具体方法有:

一、练功疗法

以松静功为主,其要领是"体松、心静、气沉"。体质较佳者可练站桩功,较差者以坐位练功。

二、太极拳

为低强度持续性运动,可扩张周围血管,给心脏以温和的锻炼。太极拳动中取静,要求肌肉放松,"气沉丹田"。

三、医疗体操

练习太极拳有困难者可教以舒展放松、配合呼吸的体操,可采用太极拳的模拟动作,分节进行。

四、理　疗

某些药物的离子导入、脉冲超短波或短波治疗及磁疗都可用来作为镇静及降压的辅助治疗。

第五章

高血压合理治疗指导

第一节 概 述

一、患病率及治疗现况

过去50年,我国曾进行过4次大规模高血压患病率的人群抽样调查,我国高血压的患病率和患病人数不断上升,1959年患病率为5.1%,1979年已上升到7.7%,1991年达13.6%,而2002年更是达到18.8%。仅就1991年和2002年来看,患病率就增加了38%,各次调查的总人数、年龄和诊断标准不尽一致,但基本上较客观地反映了我国人群50年来高血压患病率的明显上升趋势。根据2002年调查数据,我国18岁以上成年人高血压患病率为18.8%,近10年尚无全国性的抽样调查,但局部地区的调查显示高血压的患病率仍在上升。2010年上海城区15岁以上人群已达到31.15%,而在辽宁也达到28.7%。按2010年我国人口的数量与结构,目前,我国的成年人,高血压患病率约是33.5%,据此估计患病总人数已突破3.3亿! 3.3亿的患病人群,相当于每4名成年人中就有1人是高血压,而在这3.3亿人中,有1.3亿人根本不知道自己得了高血压。因此,就更谈不上控制血压了。3.3亿这个惊人数字的背后,隐藏着更加令人担忧的现象,那就是高血压年轻化趋势和血压控制达标极低问题。25—34岁的年轻男性中,每5人中有1人患高血压。说起高血压,人人都觉得自己知道,但再追问一句,你的血压多少或是血压正常值应该是多少,大多数人就答不上来了。北京高血压联盟研究所副所长张新华教授说:"即使在接受治疗的患者中,也有3/4的人血压没有控制在140/90mmHg以内。"

近 20 年来随着人民生活水平的提高及国家对高血压疾病普及教育工作的广泛开展,我国高血压病的检出、治疗和控制都取得了显著进步。对比 1991 年及 2002 年的抽样调查数据,高血压患者的知晓率由 26.3% 提高到了 30.2%,治疗率由 12.1% 提高到 24.7%,而控制率由 2.8% 提高到 6.1%。2015 年国家卫计委发布最新的《中国居民营养与慢性病状况报告》指出,我国居民 18 岁以上成年人,高血压知晓率是 46.5%,这比 10 年前有了大幅的提升。治疗率也有了很好提升,提升到了 40.1%。高血压控制率水平达到了 13.8%,所以这十多年来,我国高血压防治的水平,有了显著的提升。但我们国家高血压的控制情况,同国际比较来看,还是比较低的。相较于美国,我国的高血压控制水平,基本上还处在美国 20 世纪末的水平,美国的高血压控制率,大概在 35%,我们现在是 13.8%。

二、发病的危险因素

1. **高钠盐饮食**　是导致我国大多数高血压患者发病的主要危险因素之一,钠盐摄入量和血压水平呈正相关,每天膳食中平均多摄入钠盐 2g,收缩压增高 2mmHg,舒张压增高 1.2mmHg。限制高血压病人摄钠(食盐与含钠食品)则血压下降,服用利尿药、排钠利水,血压也下降。在某些钠摄入量很低的人群,根本不知道高血压病例,而像日本人均钠摄入量为美国人的 2～4 倍,人群中几乎 1/3 患有高血压。我国居民每人每日食盐摄入量平均为 10.6g,有 72.6% 的居民食盐的消费超过建议量。在我国彝族地区,百姓原来食用盐量很少,患高血压病的比例很低,随着用盐量的增多,患高血压的人群也随之增多。

2. **紧张刺激**　紧张刺激是内外紧张刺激因子引起的有明显的主观紧迫感、相应的紧张行为表现和相伴随的生理、心理变化等一系列活动过程。紧张刺激有明显提高脑干网状上行激活系统兴奋性的作用,引起一系列血中儿茶酚胺类激素升高,血压上升,心跳加快,头部和肌肉血液供应增加,内脏血液供应减少,此期若过于强烈持久或反复发作,可导致心血管系统的功能和器质性损害。

3. **超重与肥胖**　随着人们生活水平的提高,超重和肥胖在高血压危险因素中扮演着越来越重要的角色,体重指数＞24,高血压的发病率是正常体重的 3～4 倍;男性腰围＞90cm,女性腰围＞85cm,高血压发病率是正常者的 4 倍以上。体重增加所导致超重与肥胖是高血压、冠心病和缺血性脑卒中发病的一个首要的独立危险因素。

4. 饮酒　欧美等国的近 30 个研究中均已发现,饮酒过量(每日乙醇摄入量≥35g)可使收缩压增高 3.5mmHg,舒张压增高 2.1mmHg,高血压患病率增高,控制引酒后,血压水平明显下降。

5. 吸烟　吸烟可在短期内使血压急剧升高,研究表明,高血压患者戒烟后可大大降低并发心血管疾病的危险。

6. 缺少锻炼　有规律的体育活动不仅限于降低心脏的风险,经常锻炼可缓解精神紧张,增强体质和提高心脏功能。

7. 遗传因素　近年来很多研究表明,高血压是多种遗传性疾病,这种病的发生概率受遗传因素的影响,又与环境因素有关。

三、治疗原则与目标

1. 高血压病治疗的基本原则

(1)高血压是一种以动脉血压持续升高为特征的进行性"心血管综合征",常伴有其他危险因素、靶器官损害或临床疾病。需要进行综合干预。

(2)抗高血压治疗包括非药物和药物两种方法,大多数患者需长期、甚至终身坚持治疗。对于 1 级高血压未合并糖尿病、心脑肾等靶器官损害的患者可首选尝试非药物治疗。对于 2 级或以上的高血压患者、高血压合并糖尿病及已有心脑肾等靶器官损害和并发症的患者、血压持续升高改善生活行为后血压仍未获得有效控制的,均需使用降压药物强化治疗。

(3)定期测量血压,规范治疗,改善治疗依从性,尽可能实现降压达标;坚持长期平稳有效的控制血压。

2. 高血压治疗的目标

(1)高血压的主要治疗目标是最大限度地降低心血管并发症的发生与死亡的总体危险,需要治疗所有可逆性心血管危险因素、亚临床靶器官损害以及各种并存的临床疾病。

(2)在患者能耐受的情况下,逐步降压达标。一般高血压患者应将血压控制在 140/90mmHg 以下;65 岁及以上的老年人的收缩压应控制在 150mmHg 以下,如能耐受还可进一步降低;伴有肾疾病、糖尿病和稳定性冠心病的高血压患者宜个体化,一般能将血压降至 130/80mmHg,脑卒中后的高血压患者一般血压目标为＜140/90mmHg。对急性期的冠心病或脑卒中患者,应根据相关疾病具体情况进行血压管理。

(3)舒张压低于60mmHg的冠心病患者,应在密切检测血压的前提下逐渐实现收缩压达标。

3. 高血压非药物治疗措施及效果

(1)减少钠盐摄入:每人每天食盐量逐步降至＜6g,可使收缩压平均下降2～8mmHg。如何减少钠盐摄入量呢?首先,日常生活中食盐主要来源为腌制、卤制、泡制的食品以及烹饪用盐,应尽量少用上述食品。其次,建议在烹饪过程中尽可能用量具(如盐勺、小量杯等)称量家用的食盐。最后,用食盐替代品,如代用盐、食醋等。

(2)适量体育运动:尽量保证每周3～5次,条件允许的最好保持每天1～2次,每次30～60分钟,以等张运动为主,持之以恒可使收缩压平均下降4～9mmHg。运动的形式多种多样,我们可以根据个人情况灵活选择,如步行、快走、慢跑、游泳、太极拳等均可,但应注意要量力而行、循序渐进,以不额外增加心脏负担为标准,即心率能够平稳在＜100次/分,最好稳定在60～80次/分。特别提示:此项不适宜合并严重心脑血管疾病的患者。

(3)合理膳食、营养均衡:可使收缩压平均下降8～14mmHg。如何能够做到合理膳食?第一,控制食用油及植物油的摄入量,每人每天应＜25g,如条件允许者可使用橄榄油;第二,少吃或不吃肥肉和动物内脏;第三,其他动物性食品每天也不应超过50～100g;第四,多吃蔬菜(每天400～500g),多吃水果(每天100g);第五,每人每周吃鸡蛋数不应超过5个;第六,适量豆制品或鱼类,奶类每日250g,如条件允许者可每天适量服用鱼肝油。

(4)合理控制体重:使男性腰围＜90cm,女性腰围＜85cm。体重每减轻10kg可使收缩压平均下降5～20mmHg。控制体重就像马拉松比赛,要求意志力坚定、持之以恒。首先应减少总食物摄入量,少食用或不食用含热量高的饮料及食品。其次增加足够的运动量,建议到专业健身俱乐部量身制定健康合理的运动方案。如上述仍不能有效地控制体重可考虑适当应用减肥药物。

(5)戒烟:这不但要求个人主动戒烟、不吸烟,还要求尽量少吸或不吸二手烟。如何做到少吸或不吸二手烟,那就要求我们做到:向周围的烟民宣传吸烟的危害和戒烟的益处,鼓励他们戒烟。

（6）限制饮酒：每天适量饮酒可软化血管且有一定的扩张血管的作用,要求每天白酒<50ml或葡萄酒<100ml或啤酒<300ml,可使收缩压平均下降2～4mmHg。

4.高血压的药物治疗　详见本章第二节。

小贴士:血压测量的方法与评价,如何正确测量血压

诊室血压测量目前仍是临床诊断高血压和分级的标准方法和主要依据。

动态血压监测用于:高血压的诊断评估、诊断白大衣性高血压、发现隐匿性高血压、检查顽固性难治性高血压的原因、评估血压升高程度及短时变异和昼夜节律。

家庭血压监测:可测量长期血压变异、可避免白大衣效应,还可了解患者生活状态下的血压水平以改善治疗依从性。

正确测量血压的步骤:第一,要求准备测血压的患者坐位安静休息5～10分钟后开始测量。第二,选择定期校准的水银柱血压计或者经过验证的电子血压计,大多数人的臂围25～35cm,宜使用宽13～15cm,长30～35cm规格的气囊袖带,肥胖者或臂围大者应使用大规格袖带,儿童用较小袖带。第三,测量坐位时的上臂血压,上臂应置于心脏水平。第四,测量时一般袖带充气至水银柱高于日常血压值(气囊内压力应达到桡动脉搏动消失)并再升高30mmHg时停止充气,然后以恒定速率(每秒2～6mmHg)缓慢放气。心率较慢时放气速率也较慢。获取舒张压读数后快速放气至零。开始放气,放气过程中听到的第一音(柯氏音第Ⅰ时相)时的压力值即为收缩压,放气过程中音消失(柯氏音第Ⅴ时相)时的压力值即为舒张压;连续测量2次,每次至少间隔1～2分钟,若两次测量结果差别比较大(5mmHg以上),应再次测量。第五,首次测量血压时应测双上臂血压,以后通常测量较高读数一侧的上臂血压。第六,对疑似有直立性低血压的应测量直立位后的血压。第七,在测量血压的同时应测量脉率。

第二节 常用降压药物

一、降压药物应用的基本原则

降压治疗药物应用应遵循以下 4 项原则。

1. **小剂量** 初始治疗时通常应采用较小的有效治疗剂量,并根据需要,逐步增加剂量。

2. **尽量应用长效制剂** 如氨氯地平(络活喜)、左氨氯地平(施慧达)、培哚普利(雅施达)、贝那普利(洛丁新)、氯沙坦、缬沙坦、厄贝沙坦(安博维)、替米沙坦、吲达帕胺(寿比山)。有效控制夜间血压与晨峰血压,更有效预防心脑血管并发症发生。

3. **联合用药** 以增加降压效果又不增加不良反应,在低剂量单药治疗疗效不满意时,可以采用两种或多种降压药物联合治疗。

4. **个体化** 根据患者具体情况和耐受性及个人意愿或长期承受能力,选择适合患者的降压药物。

二、常用降压药物的种类

1. **钙通道阻滞药** 主要通过阻断血管平滑肌细胞上的钙离子通道发挥扩张血管降低血压的作用。包括二氢吡啶类钙拮抗药和非二氢吡啶类钙拮抗药。

(1)二氢吡啶类钙拮抗药:主要包括硝苯地平、尼群地平、拉西地平、氨氯地平和非洛地平等。我国以往完成的较大样本的降压治疗临床试验多以二氢吡啶类钙拮抗药为研究用药,并证实以二氢吡啶类钙拮抗药为基础的降压治疗方案可显著降低高血压患者脑卒中风险。此类药物可与其他 4 类药联合应用,尤其适用于老年高血压、单纯收缩期高血压、伴稳定性心绞痛、冠状动脉或颈动脉粥样硬化及周围血管病患者。常见不良反应包括反射性交感神经激活导致心跳加快、面部潮红、足踝部水肿、牙龈增生等。二氢吡啶类钙拮抗药没有绝对禁忌证,但心动过速与心力衰竭患者应慎用,如必须使用,则应慎重选择特定制剂,如氨氯地平等分子长效药物。急性冠脉综合征患者一般不推荐使用短效硝苯地平。

(2)非二氢吡啶类钙拮抗药：主要包括维拉帕米和地尔硫草两种药物，也可用于降压治疗，常见不良反应包括抑制心脏收缩功能和传导功能，有时也会出现牙龈增生。二至三度房室传导阻滞、心力衰竭患者禁止使用。因此，在使用非二氢吡啶类钙拮抗药前应详细询问病史，应进行心电图检查，并在用药 2～6 周内复查。

2. 血管紧张素转化酶抑制药（ACEI） 作用机制是抑制血管紧张素转化酶阻断肾素血管紧张素系统发挥降压作用。常用药包括卡托普利、依那普利、贝那普利、雷米普利、培哚普利等，在欧美国家人群中进行了大量的大规模临床试验，结果显示此类药物对于高血压患者具有良好的靶器官保护和心血管终点事件预防作用。血管紧张素转化酶抑制药单用降压作用明确，对糖脂代谢无不良影响。限盐或加用利尿药可增加血管紧张素转化酶抑制药的降压效应。尤其适用于伴慢性心力衰竭、心肌梗死后伴心功能不全、糖尿病肾病、非糖尿病肾病、代谢综合征、蛋白尿或微量白蛋白尿患者。最常见不良反应为持续性干咳，多见于用药初期，症状较轻者可坚持服药，不能耐受者可改用血管紧张素Ⅱ受体拮抗药。其他不良反应有低血压、皮疹，偶见血管神经性水肿及味觉障碍。长期应用有可能导致血钾升高，应定期监测血钾和血肌酐水平。禁忌证为双侧肾动脉狭窄、高钾血症及妊娠妇女。

3. 血管紧张素Ⅱ受体拮抗药（ARB） 作用机制是通过阻断血管紧张素Ⅱ效应发挥降压作用。常用药包括氯沙坦、缬沙坦、厄贝沙坦、替米沙坦等，也在欧美国家进行了大量较大规模的临床试验研究，结果显示，血管紧张素Ⅱ受体拮抗药可降低高血压患者心血管事件危险；降低糖尿病或肾病患者的蛋白尿及微量白蛋白尿。尤其适用于伴左心室肥厚、心力衰竭、心房颤动预防、糖尿病肾病、代谢综合征、微量白蛋白尿或蛋白尿患者，以及不能耐受血管紧张素转化酶抑制药的患者。不良反应少见，偶有腹泻，长期应用可升高血钾，应注意监测血钾及肌酐水平变化。双侧肾动脉狭窄、妊娠妇女、高钾血症者禁用。

4. 利尿药 通过利钠排水、降低高血容量负荷发挥降压作用。主要包括噻嗪类利尿药、襻利尿药、保钾利尿药与醛固酮受体拮抗药等几类。

用于控制血压的利尿药主要是噻嗪类利尿药。在我国，常用的噻嗪类利尿药主要是氢氯噻嗪和吲达帕胺。PATS研究证实，吲达帕胺治疗可明显减少脑卒中再发危险。小剂量噻嗪类利尿药（如氢氯噻嗪 6.25～25mg）对代谢影响很小,与其他降压药(尤其 ACEI 或 ARB)合用可显著增加后者的降压作用。此类药物尤其适用于老年和高龄老年高血压、单独收缩期高血压或伴心力衰竭患者,也是难治性高血压的基础药物之一。其不良反应与剂量密切相关,故通常应采用小剂量。噻嗪类利尿药可引起低血钾,长期应用者应定期监测血钾,并适量补钾。痛风者禁用;对高尿酸血症,以及明显肾功能不全者慎用,后者如需使用利尿药,应使用襻利尿药,如呋塞米等。

保钾利尿药如阿米洛利、醛固酮受体拮抗药如螺内酯等有时也可用于控制血压。在利钠排水的同时不增加钾的排出,在与其他具有保钾作用的降压药如 ACEI 或 ARB 合用时需注意发生高钾血症的危险。螺内酯长期应用有可能导致男性乳房发育等不良反应。

5.β 受体阻滞药 主要通过抑制过度激活的交感神经活性、抑制心肌收缩力、减慢心率发挥降压作用。常用药物包括美托洛尔、比索洛尔、卡维地洛和阿替洛尔等。

美托洛尔、比索洛尔对 β₁ 受体有较高选择性,因阻断 β₂ 受体而产生的不良反应较少,既可降低血压,也可保护靶器官、降低心血管事件风险。β 受体阻滞药尤其适用于伴快速性心律失常、冠心病心绞痛、慢性心力衰竭、交感神经活性增高以及高动力状态的高血压患者。常见的不良反应有疲乏、肢体冷感、激动不安、胃肠不适等,还可能影响糖、脂代谢。高度心脏传导阻滞、哮喘患者为禁忌证。慢性阻塞型肺病、运动员、周围血管病或糖耐量异常者慎用;必要时也可慎重选用高选择性 β 受体阻滞药。长期应用者突然停药可发生反跳现象,即原有的症状加重或出现新的表现,较常见有血压反跳性升高,伴头痛、焦虑等,称之为撤药综合征。

6.α 受体阻滞药 不作为一般高血压治疗的首选药。

适用高血压伴前列腺增生患者,也用于难治性高血压患者的治疗,开始用药应在入睡前,以防直立性低血压发生,使用中注意测量坐立位血压,最好使用控释制剂。直立性低血压者禁用。心力衰竭者慎用。

7. 肾素抑制药 为一类新型降压药。

其代表药为阿利吉仑,可显著降低高血压患者的血压水平,但对心脑血管事件的影响尚待大规模临床试验的评估。

常用降压药见表 5-1。

表 5-1　常用各种降压药

口服降压药	每天剂量(mg)	每天服药次数	主要不良反应
二氢吡啶类			踝部水肿、头痛、潮红
硝苯地平片	10～30	2～3	
缓释片	10～80	2	
控释片	30～60	1	
氨氯地平	2.5～10	1	
左氨氯地平	1.25～5	1	
非洛地平缓释片	2.5～10	1	
拉西地平	4～8	1	
尼卡地平	40～80	2	
尼群地平	20～60	2～3	
贝尼地平	4～8	1	
尼卡地平	10～20	1	
非二氢吡啶类			房室传导阻滞、心功能抑制
维拉帕米	80～480	2～3	
维拉帕米缓释片	120～480	1～2	
地尔硫䓬胶囊	90～360	1～2	
噻嗪类利尿药			血钾降低、血钠降低、血尿酸升高
氢氯噻嗪	6.25～25	1	
氯噻酮	12.5～25	1	
吲达帕胺	0.625～2.5	1	
吲达帕胺缓释片	1.5	1	
襻利尿药			血钾减低
呋塞米	20～80	1～2	
保钾利尿药			血钾增高
阿米洛利	5～10	1～2	
氨苯蝶啶	25～100	1～2	
醛固酮拮抗药			血钾增高、男性乳房发育
螺内酯	20～60	1～3	
依普利酮	50～100	1～2	
β受体阻滞药			支气管痉挛、心功能抑制
比索洛尔	2.5～10	1	
美托洛尔平片	50～100	2	
美托洛尔缓释片	47.5～190	1	
阿替洛尔	12.5～50	1～2	
普萘洛尔	20～90	2～3	
倍他洛尔	5～20	1	

（续　表）

口服降压药	每天剂量（mg）	每天服药次数	主要不良反应
α,β受体阻滞药			直立性低血压、支气管痉挛
拉贝洛尔	200～600	2	
卡维地洛	12.5～50	2	
阿罗洛尔	10～20	1～2	
ACEI			咳嗽、血钾升高、血管神经性水肿
卡托普利	25～300	2～3	
依那普利	2.5～40	2	
贝那普利	5～40	1～2	
赖诺普利	2.5～40	1	
雷米普利	1.25～20	1	
福辛普利	10～40	1	
西拉普利	1.25～5	1	
培哚普利	4～8	1	
咪达普利	2.5～10	1	
ARB			血钾升高、血管性神经水肿（少见）
氯沙坦	25～100	1	
缬沙坦	80～160	1	
厄贝沙坦	150～300	1	
替米沙坦	20～80	1	
坎地沙坦	4～32	1	
奥美沙坦	20～40	1	
α受体阻滞药			直立性低血压
多沙唑嗪	1～16	1	
哌唑嗪	1～10	2～3	
特拉唑嗪	1～20	1～2	
中枢作用药			
利舍平	0.05～0.25	1	鼻充血、抑郁、心动过缓、消化性溃疡
可乐定	0.1～0.8	2～3	低血压、口干、嗜睡
可乐定贴片	0.25	1/周	皮肤过敏
甲基多巴	250～1000	2～3	肝功能损害、免疫失调
直接血管扩张药			
米诺地尔	5～100	1	多毛症
肼屈嗪	25～100	2	狼疮综合征
肾素抑制药			血钾升高、血管性水肿（罕见）
阿利吉仑	150～300	1	

常用降压药适应证及禁忌证见表 5-2。

表 5-2　常用降压药的适应证及禁忌证

分类	适应证	禁忌证	
		绝对禁忌证	相对禁忌证
钙通道阻滞药(二氢吡啶类)	老年高血压、周围血管病、单纯收缩期高血压、稳定型心绞痛、颈动脉粥样硬化、冠状动脉粥样硬化	无	快速型心律失常,心力衰竭
钙通道阻滞药(非二氢吡啶类)	心绞痛、颈动脉粥样硬化、室上性心动过速	二至三度房室传导阻滞	心力衰竭
血管紧张素转换酶抑制药(ACEI)	心力衰竭、心肌梗死后、左心室肥厚、左心室功能不全、颈动脉粥样硬化、非糖尿病肾病、糖尿病肾病、蛋白尿/微量白蛋白尿、代谢综合征	妊娠、高血钾、双侧肾动脉狭窄	
血管紧张素Ⅱ受体阻滞药(ARB)	糖尿病肾病、蛋白尿/微量白蛋白尿、心力衰竭、左心室肥厚、心房纤颤预防、ACEI 引起的咳嗽、代谢综合征	妊娠、高血钾、双侧肾动脉狭窄	
噻嗪类利尿药	心力衰竭、老年高血压、高龄老年高血压、单纯收缩期高血压	痛风	妊娠
襻利尿药	肾功能不全、心力衰竭		
利尿药(醛固酮拮抗药)	心力衰竭、心肌梗死后	肾衰竭、高血钾	
β 受体阻滞药	心绞痛、心肌梗死后、快速性心律失常、稳定型充血性心力衰竭	二至三度房室阻滞、哮喘	慢性阻塞性肺病、周围血管病、糖耐量低减
α 受体阻滞药	前列腺增生、高血脂	直立性低血压	心力衰竭

高血压急症静脉或肌内注射用降压药见表5-3。

表 5-3 高血压急症静脉或肌内注射用降压药

降压药	剂量	起效	持续	不良反应
硝普钠	每分钟 0.25～10μg/kg，IV	立即	1～2 分钟	恶心、呕吐、肌颤、出汗
硝酸甘油	每分钟 5～100μg，IV	2～5 分钟	5～10 分钟	头痛、呕吐
酚妥拉明	2.5～5mg，IV 每分钟 0.5～1mg，IV	1～2 分钟	10～30 分钟	心动过速、头痛、潮红
尼卡地平	每分钟 0.5～10mg/kg，IV	5～10 分钟	1～4 小时	心动过速、头痛、潮红
艾司洛尔	250～500μg/kg，IV；此后每分钟 50～300μg/kg，IV	1～2 分钟	10～20 分钟	低血压、恶心
乌拉地尔	10～50mg，IV；此后每小时 6～24mg	5 分钟	2～8 小时	头晕、恶心、疲倦
地尔硫䓬	10mg IV，每分钟 5～15mg/kg，IV	5 分钟	30 分钟	低血压、心动过缓
二氮嗪	200～400mg，IV，累计不超过 600mg	1 分钟	1～2 小时	血糖过高、水钠潴留
拉贝洛尔	20～100mg，IV 每分钟 0.5～2.0mg，IV；24 小时不超过 300mg	5～10 分钟	3～6 小时	恶心、呕吐、头麻、支气管痉挛、传导阻滞、直立性低血压
依那普利	1.25～5mg，IV，每 6 小时重复给药，最大剂量不超过 10mg	15～30 分钟	6～12 小时	高肾素状态血压陡降、变异度较大
肼屈嗪	10～20mg，IV 10～40mg，IM	10～20 分钟，IV 20～30 分钟，IM	1～4 小时 4～6 小时	心动过速、潮红、头痛、呕吐、心绞痛加重
非诺多泮	每分钟 0.03～1.6mg/kg，IV	<5 分钟	30 分钟	心动过速、头痛、恶心、潮红

IV.静脉注射；IM.肌内注射

三、降压药的联合应用

(一)联合用药的意义

联合应用降压药物已成为降压治疗的基本方法。许多高血压患者,为了达到目标血压水平需要应用≥2种降压药物。

(二)联合用药的适应证

2级高血压、高于目标血压20/20mmHg和(或)伴多种危险因素、靶器官损害或临床疾病的高危人群,往往初始治疗即需要应用2种小剂量降压药物,如仍不能达到目标水平,可在原药基础上加量或可能需要3种,甚至4种以上降压药物。

(三)联合用药的方法

二药联合时,降压作用机制应具有互补性,因此,具有相加的降压,并可互相抵消或减轻不良反应。例如,在应用血管紧张素转化酶抑制药或血管紧张素Ⅱ受体拮抗药基础上加用小剂量噻嗪类利尿药,降压效果可以达到甚至超过将原有的血管紧张素转化酶抑制药或血管紧张素Ⅱ受体拮抗药剂量翻倍的降压幅度。同样的,加用二氢吡啶类钙通道阻滞药也有相似效果。

(四)联合用药方案

1. 血管紧张素转化酶抑制药或血管紧张素Ⅱ受体拮抗药加噻嗪类利尿药　利尿药的不良反应是激活肾素-血管紧张素醛固酮系统,可造成一些不利于降低血压的负面作用。而与血管紧张素转化酶抑制药或血管紧张素Ⅱ受体拮抗药合用则抵消此不利因素。此外,血管紧张素转化酶抑制药和血管紧张素Ⅱ受体拮抗药由于可使血钾水平略有上升,从而能防止噻嗪类利尿药长期应用所致的低血钾等不良反应。血管紧张素转化酶抑制药或血管紧张素Ⅱ受体拮抗药加噻嗪类利尿药联合治疗有协同作用,有利于改善降压效果。

2. 二氢吡啶类钙通道阻滞药加血管紧张素转化酶抑制药或血管紧张素Ⅱ受体拮抗药　前者具有直接扩张动脉的作用,后者通过阻断肾素-血管紧张素醛固酮系统,既扩张动脉,又扩张静脉,故两药有协同降压作用。二氢吡啶类钙通道阻滞药常见产生的踝部水肿,可被血管紧张素转化酶抑制药或血管紧张素Ⅱ受体拮抗药消除。CHIEF研究表明,小剂量长效二氢吡啶类钙通道阻滞药加血管紧张素Ⅱ受体拮抗药初始联合治疗高血压患者,可明显提高血压控制率。此外,血管紧张素转化酶抑制药或血管紧张素Ⅱ受体拮抗药也可部分阻断钙通道阻滞药所致反射性交感神经张力增加和心率加快的不良反应。

3. 钙通道阻滞药加噻嗪类利尿药 我国 FEVER 研究证实,二氢吡啶类钙通道阻滞药加噻嗪类利尿药治疗,可降低高血压患者脑卒中发生风险。

4. 二氢吡啶类钙通道阻滞药(D-CCB)加β受体阻滞药 前者具有的扩张血管和轻度增加心率的作用,正好抵消β受体阻滞药的缩血管及减慢心率的作用。两药联合可使不良反应减轻。

5. 我国临床主要推荐应用的优化联合治疗方案 二氢吡啶类钙通道阻滞药＋血管紧张素Ⅱ受体拮抗药;二氢吡啶类钙通道阻滞药＋血管紧张素转化酶抑制药;血管紧张素Ⅱ受体拮抗药＋噻嗪类利尿药;血管紧张素转化酶抑制药＋噻嗪类利尿药;二氢吡啶类钙通道阻滞药＋噻嗪类利尿药;二氢吡啶类钙通道阻滞药＋β受体阻滞药。

次要推荐使用的可接受联合治疗方案是:利尿药＋β受体阻滞药;α受体阻滞药＋β受体阻滞药;二氢吡啶类钙通道阻滞药＋保钾利尿药;噻嗪类利尿药＋保钾利尿药。

不常规推荐的但必要时可慎用的联合治疗方案是:血管紧张素转化酶抑制药＋β受体阻滞药;血管紧张素Ⅱ受体拮抗药＋β受体阻滞药;血管紧张素转化酶抑制药＋血管紧张素Ⅱ受体拮抗药;中枢作用药＋β受体阻滞药(表 5-4)。

表 5-4 联合治疗方案推荐参考

优先推荐	一般推荐	不常规推荐
二氢吡啶类 CCB＋ARB	利尿药＋β受体阻滞药	ACEI＋β受体阻滞药
二氢吡啶类 CCB＋ACEI	α受体阻滞药＋β受体阻滞药	ARB＋β受体阻滞药
ARB＋噻嗪类利尿药	二氢吡啶类 CCB＋保钾利尿药	ACEI＋ARB
ACEI＋噻嗪类利尿药	噻嗪类利尿药＋保钾利尿药	中枢作用药＋β受体阻滞药
二氢吡啶类 CCB＋噻嗪类利尿药		
二氢吡啶类 CCB＋β受体阻滞药		

CCB.钙通道阻滞药;ARB.血管紧张素Ⅱ受体拮抗药;ACEI.血管紧张素转化酶抑制药

6. 多种药物的合用

(1)三药联合的方案:在上述各种两药联合方式中加上另一种降压药物便构成三药联合方案,其中二氢吡啶类钙通道阻滞药+血管紧张素转化酶抑制药(或血管紧张素Ⅱ受体拮抗药)+噻嗪类利尿药组成的联合方案最为常用。

(2)四药联合的方案:主要适用于难治性高血压患者,可以在上述三药联合基础上加用第4种药物如β受体阻滞药、螺内酯、可乐定或α受体阻滞药等。

7. 固定配比复方制剂 是常用的一组高血压联合治疗药物。通常由不同作用机制的两种小剂量降压药组成,也称为单片固定复方制剂。与分别处方的降压联合治疗相比,其优点是使用方便,可改善治疗的依从性,是联合治疗的新趋势。对2或3级高血压或某些高危患者可作为初始治疗的药物选择之一。应用时注意其相应组成成分的禁忌证或可能的不良反应。

(1)我国传统的固定配比复方制剂包括:①复方利舍平(复方降压片);②复方利舍平氨苯蝶啶片(降压0号);③珍菊降压片等,以当时常用的利舍平、氢氯噻嗪、盐酸双肼屈嗪或可乐定为主要成分。此类复方制剂组成成分的合理性虽有争议,但仍在基层广泛使用。

(2)新型的固定配比复方制剂:一般由不同作用机制的两种药物组成,多数每天口服1次,每次1片,使用方便,改善依从性。目前我国上市的新型的固定配比复方制剂主要包括:血管紧张素转化酶抑制药+噻嗪类利尿药;血管紧张素Ⅱ受体拮抗药+噻嗪类利尿药;二氢吡啶类钙通道阻滞药+血管紧张素Ⅱ受体拮抗药;二氢吡啶类钙通道阻滞药+β受体阻滞药;噻嗪类利尿药+保钾利尿药等。

(3)降压药与其他心血管治疗药物组成的固定配比复方制剂:有二氢吡啶类钙通道阻滞药+他汀类药、血管紧张素转化酶抑制药+叶酸;此类复方制剂使用应基于患者伴发的危险因素或临床疾病,需掌握降压药和相应非降压药治疗的适应证及禁忌证(表5-5)。

表5-5 固定配比复方制剂药物

主要组分和每片剂量	每天服药片数	每天服药次数	主要不良反应
复方利舍平片(利舍平 0.032mg/氢氯噻嗪 3.1mg/双肼屈嗪 4.2mg/异丙嗪片 2.1mg)	1～3 片	2～3	消化性溃疡、困倦

主要组分和每片剂量	每天服药片数	每天服药次数	主要不良反应
复方利舍平氨苯蝶啶片（利舍平 0.1mg/氨苯蝶啶 12.5mg/氢氯噻嗪 12.5mg/双肼屈嗪 12.5mg）	1～2 片	1	消化性溃疡、头痛、血钾异常
珍菊降压片（可乐定 0.03mg/氢氯噻嗪 5mg）	1～2 片	2～3	低血压、血钾异常
氯沙坦钾/氢氯噻嗪（氯沙坦钾 50mg/氢氯噻嗪 12.5mg）（氯沙坦钾 100mg/氢氯噻嗪 12.5mg）	1 片	1	偶见血管神经性水肿、血钾异常
缬沙坦/氢氯噻嗪（缬沙坦 80mg/氢氯噻嗪 12.5mg）	1～2 片	1	偶见血管神经性水肿、血钾异常
厄贝沙坦/氢氯噻嗪（厄贝沙坦 150mg/氢氯噻嗪 12.5mg）	1 片	1	偶见血管神经性水肿、血钾异常
替米沙坦/氢氯噻嗪（替米沙坦 40mg/氢氯噻嗪 12.5mg）	1 片	1	偶见血管神经性水肿、血钾异常
替米沙坦/氢氯噻嗪（替米沙坦 80mg/氢氯噻嗪 12.5mg）	1 片	1	偶见血管神经性水肿、血钾异常
奥美沙坦/氢氯噻嗪（奥美沙坦 20mg/氢氯噻嗪 12.5mg）	1 片	1	偶见血管神经性水肿、血钾异常
卡托普利/氢氯噻嗪（卡托普利 10mg/氢氯噻嗪 6mg）	1～2 片	1～2	咳嗽、偶见血管神经性水肿、血钾异常
赖诺普利/氢氯噻嗪（赖诺普利 10mg/氢氯噻嗪 12.5mg）	1 片	1	咳嗽、血钾异常
复方依那普利片（依那普利 5mg/氢氯噻嗪 12.5mg）	1 片	1	咳嗽、偶见血管神经性水肿、血钾异常
贝那普利/氢氯噻嗪（贝那普利 10mg/氢氯噻嗪 12.5mg）	1 片	1	咳嗽、偶见血管神经性水肿、血钾异常
培哚普利/吲达帕胺（培哚普利 4mg/吲达帕胺 1.25mg）	1 片	1	咳嗽、偶见血管神经性水肿、血钾异常
氨氯地平/缬沙坦（氨氯地平 5mg/缬沙坦 80mg）	1 片	1	头痛、踝部水肿、偶见血管神经性水肿
氨氯地平/贝那普利（氨氯地平 5mg/贝那普利 10mg）	1 片	1	头痛、踝部水肿、偶见血管神经性水肿

（续　表）

主要组分和每片剂量	每天服药片数	每天服药次数	主要不良反应
复方阿米洛利（阿米洛利 2.5mg/氢氯噻嗪 25mg）	1 片	1	血钾异常、尿酸升高
尼群地平/阿替洛尔（尼群地平 10mg/阿替洛尔 20mg；尼群地平 5mg/阿替洛尔 10mg）	1 片	1～2	头痛、踝部水肿、支气管痉挛、心动过缓
依那普利/叶酸片（依那普利 10mg/叶酸片 0.8mg）	1～2 片	1～2	咳嗽、恶心、偶见血管神经性水肿
氨氯地平/阿托伐他汀（氨氯地平 5mg/阿托伐他汀 10mg）	1 片	1	头痛、踝部水肿、肌肉疼痛、转氨酶升高

第三节　相关危险因素的处理

高血压患者往往同时存在多个心血管病危险成分，包括危险因素，如合并高脂血症、动脉粥样硬化、糖尿病等，并存靶器官损害，伴发临床疾病。除了针对某一项危险组分进行干预外，更应强调综合干预多种危险组分。综合干预有利于全面控制心血管危险因素，有利于及早预防心血管病。所以高血压患者综合干预的措施是多方面的，常有降压、调脂、抗小板、降糖等治疗。通过控制多种危险因素、保护靶器官，来达到预防心、脑血管病发生的目标。

一、调脂治疗

血脂异常是动脉粥样硬化性疾病的重要危险因素，高血压伴有血脂异常显著增加心血管病危险，高血压对我国人群的致病作用明显强于其他心血管病危险因素。《中国成人血脂异常防治指南》强调了在中国人群中高血压对血脂异常患者心血管综合危险分层的重要性（表 5-6）。

ALLHAT 和 ASCOT 试验评估了合用他汀类药物治疗高血压的疗效。ASCOT 试验结果显示，调脂治疗是有益的，作为一级预防和二级预防分别使脑卒中风险降低 15％和 30％。国际完成的一系列他汀类为治疗冠心病试验和我国完成的血脂康研究的结果表明，对冠心病合并高血压患者的二级预防能显著获益，明显减少冠心病事件及总死亡。他汀类药物调脂治疗对高血压或非高

129

血压者预防心血管事件的效果相似,均能有效降低心脑血管事件;小剂量他汀用于高血压合并血脂异常患者的一级预防安全有效。作为一级预防,并非所有的高血压患者都须他汀类药物治疗。他汀类药物降脂治疗对心血管疾病危险分层为中、高危者可带来显著临床获益,但低危人群未见获益。基于安全性以及效益/费用比的考虑,低危人群一级预防使用他汀治疗仍应慎重。

表 5-6　血脂异常的危险分层

危险因素个数		血清胆固醇水平分层(mmol/L)		
		3.1≤TC<4.1 或 1.8≤LDL-C<2.6	4.1≤TC<5.2 或 2.6≤LDL-C<3.4	5.2≤TC<7.2 或 3.4≤LDL-C<4.9
无高血压	0～1 个	低危(<5%)	低危(<5%)	低危(<5%)
	2 个	低危(<5%)	低危(<5%)	中危(5%～9%)
	3 个	低危(<5%)	中危(5%～9%)	中危(5%～9%)
有高血压	0 个	低危(<5%)	低危(<5%)	低危(<5%)
	1 个	低危(<5%)	中危(5%～9%)	中危(5%～9%)
	2 个	中危(5%～9%)	高危(≥10%)	高危(≥10%)
	3 个	高危(≥10%)	高危(≥10%)	高危(≥10%)

TC. 血清总胆固醇;LDL. 低密度脂蛋白胆固醇

危险因素包括:①吸烟;②低 HDL-C;③男性≥45 岁或女性≥55 岁

对高血压合并血脂异常的患者,应同时采取积极的降压治疗以及适度的降脂治疗。调脂治疗参考建议如下:首先应强调治疗性生活方式改变,当严格实施治疗性生活方式 3～4 个月后,血脂水平不能达到目标值(表 5-7),则考虑药物治疗,首选他汀类药物。血 TC 水平较低与脑出血的关系仍在争论中,需进一步研究。他汀类药物应用过程中应注意肝功能异常和肌肉疼痛等不良反应,需定期检测血常规、转氨酶(ALT 和 AST)和肌酸磷酸激酶(CK)。

表 5-7　高血压合并血脂异常患者开始调脂治疗的 TC 和 LDL-C 值及其目标值

危险等级	药物开始治疗 mmol/L(mg/dl)	治疗目标值 mmol/L(mg/dl)
中危	TC>6.21 (240) LDL-C>4.14 (160)	TC<5.2(200) LDL-C<3.41 (130)

（续　表）

危险等级	药物开始治疗 mmol/L(mg/dl)	治疗目标值 mmol/L(mg/dl)
高危：CHD 或 CHD 等危症	TC>4.14（160） LDL-C>2.6(100)	TC<4.14(160) LDL-C<2.6(100)
很高危：急性冠脉综合征，或缺血性 　心血管病合并糖尿病	TC>4.14（160） LDL-C>2.07（80）	TC<3.1（120） LDL-C<2.07（80）

TC.胆固醇；LDL-C.低密度脂蛋白；CHD.冠心病

二、抗血小板治疗

1. 阿司匹林在心脑血管疾病二级预防中的作用有大量临床研究证据支持，且已得到广泛认可，可有效降低严重心血管事件风险 25％，其中非致命性心肌梗死下降 1/3，非致命性脑卒中下降 1/4，所有血管事件下降 1/6。

（1）高血压合并稳定型冠心病、心肌梗死、缺血性脑卒中或一过性缺血发作史以及合并周围动脉粥样硬化疾病患者，需应用小剂量阿司匹林（每天 100mg）进行二级预防。

（2）合并血栓症急性发作如急性冠脉综合征、缺血性脑卒中或一过性缺血发作、闭塞性周围动脉粥样硬化症时，应按相关指南的推荐使用阿司匹林，通常在急性期可给予负荷剂量（每天 300mg），尔后应用小剂量（每天 100mg）作为二级预防。

（3）高血压合并心房纤颤的高危患者宜用口服抗凝药如华法林，新近应用的抗凝新药：如利伐沙班、达比加群酯亦可服用。中低危患者或不能应用口服抗凝药者，可给予阿司匹林，方法遵照相关指南。

（4）高血压伴糖尿病、心血管高风险者可用小剂量阿司匹林（每天 75～100mg）进行一级预防。

（5）阿司匹林不能耐受者可以试用氯吡格雷（每天 75mg）代替。

2. 高血压患者长期应用阿司匹林应注意

（1）需在血压控制稳定（<150/90mmHg）后开始应用，未达良好控制的高血压患者，阿司匹林可能增加脑出血风险。

（2）服用前应筛查有无发生消化道出血的高危因素，如消化道疾病（溃疡病及其并发症史)、65岁以上、同时服用皮质类固醇或其他抗凝药或非甾体类抗炎药等。如果有高危因素应采取预防措施,包括筛查与治疗幽门螺杆菌感染,预防性应用质子泵抑制药,以及采用合理联合抗栓药物的方案等。

(3)合并活动性胃溃疡、严重肝病、出血性疾病者需慎用或停用阿司匹林。

三、血糖控制

一项调查结果显示,近1/2高血压患者与糖尿病并发,高血压与糖尿病合并症,已经成为中国心脑血管病最主要的危险因素。

北京阜外医院项志敏教授强调:双高者如果单纯监测血压,不监测血糖,将忽略糖尿病对健康的损害;相反只监测血糖,不监测血压,将加剧高血压的危险。只有共同监测,共同调整治疗,才能将血压与血糖控制在理想范围。

项教授称"双高"合并对心、脑等生命器官的损害远远大于单纯性高血压或糖尿病。当糖尿病患者合并高血压时,会加剧糖尿病患者发生心脑血管病变,引起冠心病、心肌梗死、脑卒中等。而当高血压患者合并糖尿病,又会加重动脉硬化,从而加快高血压患者发生心脑血管病变。实现家庭共同监测,将2项指标控制在正常范围,是控制合并患者发生心脑血管病变的有效手段。据知,目前血糖仪等监测工具进家庭比率偏低,近八成患者在家达不到正确的血糖监测频率。

高血压、糖尿病经常"狼狈为奸",不但使心、脑血管的损害"雪上加霜",而且特别容易伤害肾、眼等器官。

1. 坚持合理的药物治疗,使血糖达标。

UKPDS研究提示,强化血糖控制与常规血糖控制比较,预防大血管事件的效果并不显著,但可明显降低微血管并发症。治疗糖尿病的理想目标是空腹血糖≤6.1mmol/L或糖化血红蛋白(HbA1c)≤6.5%。对于老年人,尤其是独立生活的、病程长、并发症多、自我管理能力较差的糖尿病患者,血糖控制不宜过于严格,空腹血糖≤7.0mmol/L或HbA1c≤7.0%,餐后血糖≤10.0mmol/L即可。对于中青年糖尿病患者,血糖应控制在正常水平,即空腹≤6.1mmol/L,餐后2小时≤10.0mmol/L,糖化血红蛋白≤6.5%。

2. 坚持饮食和运动等生活方式进行调整,高血压合并糖尿病患者在饮食方面应该遵循"十条原则"。

(1)热量摄入与消耗平衡:制订每天应摄取的总热量,科学计算,使摄入和消耗的热量达到平衡。

(2)忌食糖果:这类患者应忌食蔗糖、葡萄糖、蜜糖及其制品。少食淀粉含量过高的蔬菜如土豆、白薯和山药等。

(3)少吃高胆固醇食物:少吃蛋黄、动物的皮和肝等高胆固醇食物。

(4)选择优质蛋白:首先应限制蛋白质摄入量,血尿素氮升高者更需注意;其次,蛋白的来源应以牛奶、瘦肉、鸡蛋、海产品等优质的动物蛋白为主。

(5)多食富含纤维食物:多吃纤维多的食物,如海带、紫菜等。食物纤维不被小肠消化吸收,但能带来饱食感,有助于减食,并能延缓糖和脂肪的吸收。可溶性食物纤维(谷物、麦片、豆类中含量较多)能吸附肠道内的胆固醇,有助于降低血糖和胆固醇水平。

(6)选择低糖水果:如果血糖控制不好,可能造成水溶性维生素及矿物质的过量丢失,因此需要补充新鲜的含糖量低的水果蔬菜,如草莓、西红柿、黄瓜等。通常可在两餐之间或睡前 1 小时食用,也可选在饥饿时或体力活动之后。为了避免餐后血糖增高,一般不建议正餐前后吃水果。

(7)少吃葵花子、花生:很多人特别是女性喜欢吃瓜子、花生等零食,这类食物都含有一定量糖类,且脂肪含量高。

(8)少食多餐:每顿少吃,多吃几顿,总量不变。这样的方法,可保证在餐后血糖不会升得太高。

(9)注意晚餐时间:如果晚餐吃得太晚,饭后又缺乏适量的活动,那么食物中的热量来不及消耗就会转化成脂肪储存起来。因此,最好把晚饭时间安排在下午 18:30－19:30,这样就有时间在晚饭后进行适量的运动。

(10)严格限盐:普通人每天钠盐的摄入量应控制在 6g 以内,而高血压合并糖尿病患者则最高不应超过 3g。

四、降压药物剂量的调整

对大多数非重症或急症高血压患者,要寻找其最小有效耐受剂量药物,也不宜降压太快。故开始给小剂量药物,经 2～4 周后,如疗效不够而不良反应少或可耐受,可增加剂量;如出现不良反应不能耐受,则改用另一类药物。随访期间血压的测量应在每天的同一时间,对重度高血压患者,须及早控制其血压,可以较早递增剂量和联合用药。随访时除患者主观感觉外,还要做必要的化验检

133

查,以了解靶器官状况和有无药物不良反应。对于非重症或急症高血压患者,经治疗血压被控制并长期稳定达 1 年以上,可以考虑试探减少剂量,目的为减少药物的可能不良反应,但以不影响疗效为前提。

小贴士:药物治疗开始后的随诊小常识

治疗后达到降压目标		治疗 1～3 个月后未达到降压目标	有明显不良反应
很高危及高危	中危及低危		
1. 每 1 个月随诊 1 次 2. 监测血压及各种危险因素 3. 强化改善生活方式的各种措施	1. 每 2～3 个月随诊 1 次 2. 监测血压及危险因素 3. 强化改善生活方式的各种措施	1. 增加随访次数 2. 若治疗后无反应,改用另一类药物或加用小剂量的另一类药物 3. 若有部分反应,可增大剂量,或加用另一种类药物,或改用小剂量联合用药 4. 更加积极认真地改善生活方式	1. 改用另一类药物或其他类药物的联合治疗 2. 减少剂量,加用另一类药物

注:经合理治疗血压仍控制不稳定及时就诊于专科医院

减药:高血压一般须终身治疗。经确诊为高血压后若自行停药,其血压(或迟或早)终将回复到治疗前水平。血压若长期控制,可以试图小心、逐步地减少服药次数或剂量。尤其是认真地进行非药物治疗,积极改进生活方式。但在试行这种"逐步减药"时,应十分仔细地监测血压。

第四节 特殊人群高血压的处理

一、老年高血压

(一)老年高血压的临床特点与流行现状

据 2002 年卫生部组织的全国居民 27 万人营养与健康状况调查资料显示,我国 60 岁及以上人群高血压的患病率为 49%。即约每 2 位 60 岁以上人中就有 1 人患高血压。

老年高血压常与多种疾病并存,并发症多,常并发冠心病、心力衰竭、脑血管疾病、肾功能不全、糖尿病等。我国人群脑卒中发生率远高于西方人群。若血压长期控制不理想,更易发生靶器官损害。老年高血压的临床特点如下。

1. 收缩压增高,脉压增大　老年单纯收缩期高血压(ISH)占高血压的60%。随着年龄增长单纯收缩期高血压的发生率增加,同时脑卒中的发生率急剧升高。老年人脉压与总病死率和心血管事件呈显著正相关。

2. 血压波动大　血压"晨峰"现象增多,高血压合并直立性低血压和餐后低血压者增多。

直立性低血压定义为:在改变体位为直立位的 3 分钟内,收缩压下降＞20mmHg 或舒张压下降＞10mmHg,同时伴有低灌注的症状,如头晕或晕厥。老年单纯收缩期高血压伴有糖尿病、低血容量,应用利尿药、扩血管药或精神类药物者容易发生直立性低血压。老年餐后低血压(PPH)定义为:餐后 2 小时内每 15 分钟测量血压,与餐前比较收缩压下降＞20mmHg,或餐前收缩压≥100mmHg,餐后＜90mmHg,或餐后血压下降轻但出现心脑缺血症状(心绞痛、乏力、晕厥、意识障碍)。老年人血压波动大,影响治疗效果,血压急剧波动时,可显著增加发生心血管事件的危险。

3. 常见血压昼夜节律异常　血压昼夜节律异常的发生率高,表现为夜间血压下降幅度＜10%(非杓型)或超过 20%(超杓型),导致心、脑、肾等靶器官损害的危险增加。

4. 白大衣高血压增多　所谓"白大衣高血压"(WCH)和诊室高血压基本类似,就是在诊室环境下或在医生测血压时血压升高,但回到自己家中自己测血压或 24 小时动态血压监测(由病人自身携带测血压装置,无医务人员在场)时血压正常。这是病人见到穿白大衣大夫后精神紧张,血液中就会出现使心跳加快的儿茶酚胺,同时也使某些血管收缩,增加外周阻力,从而导致血压上升。过去认为这种"白大衣高血压"仅精神紧张,本人血压尚属正常。现在经研究发现这种"白大衣高血压"可能是处于正常血压与明显持续性高血压之间的一种中间状态。"白大衣高血压"造成靶器官损害的概率较正常血压要大,但危险性低于持续性高血压,对心血管系统是一种低危因素。由于"白大衣高血压"者可能已经存在心脏、血管和肾等靶器官的损害,且血脂、血糖代谢异常,因此,对"白大衣高血压"患者应进行防治,如抗高血压治疗,可使与高血压相关的心血

135

管疾病的发生率和病死率减少。

5. 假性高血压(pseudohypertension)增多　指袖带法所测血压值高于动脉内测压值的现象(收缩压高≥10mmHg 或舒张压高≥15mmHg),可发生于正常血压或高血压老年人。

上述高血压的临床特点与老年动脉硬化血管壁僵硬度增加及血压调节中枢功能减退有关。

(二)诊断

年龄在 65 岁及以上、血压持续或 3 次以上非同日坐位血压收缩压≥140mmHg 和(或)舒张压≥90mmHg,可定义为老年高血压。若收缩压≥140mmHg,舒张压<90mmHg,则定义为老年单纯收缩期高血压(ISH)。

(三)降压目标值

老年高血压患者的血压应降至 150/90mmHg 以下,如能耐受可降至 140/90mmHg 以下。对于 80 岁以上的高龄老年人的降压的目标值为<150/90mmHg。但目前尚不清楚老年高血压降至 140/90mmHg 以下是否有更大获益。

老年患者降压治疗应强调收缩压达标,同时应避免过度降低血压;在能耐受降压治疗前提下,逐步降压达标,应避免过快降压;对于降压耐受性良好的患者应积极进行降压治疗。

治疗老年高血压的理想降压药物应符合以下条件。

1. 平稳、有效。

2. 安全,不良反应少。

3. 服药简便,依从性好。常用的 5 类降压药物均可以选用。对于合并前列腺肥大或使用其他降压药而血压控制不理想的患者,α 受体阻滞药亦可以应用,同时注意防止直立性低血压等不良反应。对于合并双侧颈动脉狭窄≥70%并有脑缺血症状的患者,降压治疗应慎重,不应过快、过度降低血压。

收缩压高而舒张压不高甚至低的 ISH 患者治疗有一定难度。如何处理目前没有明确的证据。参考建议:当舒张压<60mmHg,如收缩压<150mmHg,则观察,可不用药物;如收缩压 150~179mmHg,谨慎用小剂量降压药;如收缩压≥180mmHg,则用小剂量降压药。降压药可用小剂量利尿药、钙通道阻滞药、血管紧张素转化酶抑制药或血管紧张素Ⅱ受体拮抗药等。用药中密切观察病情变化。

二、儿童与青少年高血压

(一)儿童高血压特点和流行现状

儿童高血压以原发性高血压为主,表现为轻、中度血压升高,通常没有自我感知,没有明显的临床症状,除非定期体检,否则不易被发现。与肥胖密切相关,50%以上的儿童高血压伴有肥胖。一项20年的队列研究显示,43%的儿童高血压20年后发展成为成年人高血压,而儿童血压正常人群中发展为成年人高血压的比例只有9.5%。左心室肥厚是儿童原发性高血压最突出的靶器官损害,占儿童高血压的10%~40%。

儿童中血压明显升高者多为继发性高血压,肾性高血压是继发性高血压的首位病因,占继发性高血压的80%左右。随年龄增长,原发性高血压的比例逐渐升高,进入青春期的青少年高血压多为原发性。根据近10年部分省市的调查结果,儿童高血压患病率,学龄前儿童为2%~4%,学龄儿童为4%~9%。

(二)治疗

原发性高血压或未合并靶器官损害的高血压儿童应将血压降至P95(百分位95)以下;合并肾疾病、糖尿病或出现高血压靶器官损害时,应将血压降至P90(百分位90)以下,以减少对靶器官的损害,降低远期心血管病发病率。

儿童高血压的定义是指血压值高于同一年龄组、相近身高、同一性别的儿童百分位数值95以上的人群。也就是说,如果一个孩子的血压比同年龄组95%的孩子血压数值都要高的话,那这个孩子的血压数就是异常的。

儿童和青少年血压标准取决于年龄和身高。美国标准制定数据来源于60 000多名儿童。这些标准的制定,有利于临床医生更好地识别高血压危险的儿童和青少年。儿童和青少年高血压诊断标准为平均收缩压或舒张压(≥3次)大于95百分位(根据性别、年龄和身高而制定)。

高血压前期诊断标准为平均收缩压或舒张压大于90百分位,而小于95百分位,或者血压≥120/80mmHg,即使≤90百分位;

1级高血压定义为血压位于95百分位和99百分位之间加6mmHg;

2级高血压定义为大于99百分位加5mmHg。

根据2013年发表的《中国高血压患者教育指南》的数据。我国儿童高血压的诊断标准见表5-8。

表 5-8　我国儿童高血压诊断标准

年龄 （岁）	男		女	
	收缩压 （mmHg）	舒张压 （mmHg）	收缩压 （mmHg）	舒张压 （mmHg）
3	105	69	104	68
4	107	70	105	69
5	110	71	107	71
6	112	73	110	72
7	115	74	112	73
8	117	76	115	74
9	119	77	117	76
10	120	78	118	77
11	122	78	121	77
12	124	78	122	78
13	125	79	123	78
14	127	79	123	78
15	129	79	123	78
16	130	79	123	78
17	132	80	124	78

　　绝大多数高血压儿童通过非药物治疗即可达到血压控制目标。非药物治疗是指建立健康的生活方式。

　　1. 控制体重,延缓 BMI 上升。

　　2. 增加有氧锻炼,减少静态活动时间。

　　3. 调整饮食结构(包括限盐),建立健康饮食习惯。

　　高血压儿童如果合并下述 1 种及以上情况,则需要开始药物治疗:出现高血压临床症状,继发性高血压,出现高血压靶器官的损害、糖尿病,非药物治疗6 个月后无效者。儿童高血压药物治疗的原则是从单一用药、小剂量开始。血管紧张素转化酶抑制药或血管紧张素Ⅱ受体拮抗药和钙通道阻滞药(CCB)在标准剂量下较少发生不良反应,通常作为首选的儿科抗高血压药物;利尿药通常作为二线抗高血压药物或与其他类型药物联合使用,解决水钠潴留及用于肾疾病引起的继发性高血压;其他种类药物如 α 受体阻滞药和 β 受体阻滞药,因为不良反应的限制,多用于严重高血压和联合用药。

三、妊娠高血压

(一)患病情况与定义

妊娠合并高血压的患病率占孕妇的 5％～10％,其中 70％是与妊娠有关的高血压,其余 30％在怀孕前即存在高血压。妊娠合并高血压分为慢性高血压、妊娠期高血压和先兆子痫 3 类。慢性高血压指的是妊娠前即证实存在或在妊娠的前 20 周即出现的高血压。妊娠期高血压为妊娠 20 周以后发生的高血压,不伴有明显蛋白尿,妊娠结束后血压可以恢复正常。先兆子痫定义为发生在妊娠 20 周以后的血压升高伴临床蛋白尿(24 小时尿蛋白≥300mg);重度先兆子痫定义为血压≥160/110mmHg,有大量蛋白尿,并出现头痛、视物模糊、肺水肿、少尿和实验室检查异常(如血小板计数下降、肝酶异常),常合并胎盘功能异常。

(二)降血压治疗的策略

非药物措施(限盐、富钾饮食、适当活动、情绪放松)是妊娠合并高血压安全的、有效的治疗方法,应作为药物治疗的基础。由于所有降压药物对胎儿的安全性均缺乏严格的临床验证,而且动物实验中发现一些药物具有致畸作用,因此,药物选择和应用受到限制。妊娠期间的降压用药不宜过于积极,治疗的主要目的是保证母子安全和妊娠的顺利进行。治疗的策略、用药时间的长短及药物的选择取决于血压升高的程度,以及对血压升高所带来危害的评估。在接受非药物治疗措施以后,血压≥150/100mmHg 时应开始药物治疗,治疗目标是将血压控制在(130～140)/(80～90)mmHg。

(三)妊娠合并高血压的处理

1. 轻度妊娠高血压 药物治疗并不能给胎儿带来益处,也没有证据可以预防先兆子痫的发生。此时包括限盐在内的非药物治疗是最安全、有效的处理方法。在妊娠的最初 20 周,由于全身血管张力降低,患者血压可以恢复正常。在继续非药物治疗下,可以停用降压药物。对于怀孕前高血压、存在靶器官损害或同时使用多种降压药物的患者,应根据妊娠期间血压水平调整药物剂量,原则上采用尽可能少的药物种类和剂量,同时应充分告知患者,妊娠早期用药对胎儿重要脏器发育影响的不确定性。血压轻度升高的先兆子痫,由于其子痫的发生率仅 0.5％,不建议常规应用硫酸镁,但需要密切观察血压和尿蛋白变化以及胎儿状况。

2. 重度妊娠合并高血压　治疗的主要目的是最大限度降低母亲的患病率和病死率。在严密观察母婴状态的前提下,应明确治疗的持续时间、降压目标、药物选择和终止妊娠的指征。对重度先兆子痫,建议静脉应用硫酸镁,密切观察血压、腱反射和不良反应,并确定终止妊娠的时机。

3. 降血压药物的选择　必要时谨慎使用降压药。常用的静脉降压药物有甲基多巴、拉贝洛尔和硫酸镁;口服药物包括β受体阻滞药或钙通道阻滞药;硫酸镁是治疗严重先兆子痫的首选药物。妊娠期间禁用 ACEI 或 ARB(表5-9)。

表 5-9　常用妊娠合并高血压的治疗药物

药物名称	降压机制	常用剂量	安全级别[3]	注意事项
甲基多巴	降低脑干交感神经张力	200～500mg,每日 2～4 次	B	抑郁、过度镇静、直立性低血压
拉贝洛尔	α,β受体阻滞药	50～200mg,12 小时 1 次,最大每天 600mg	C	胎儿心动过缓;孕妇皮肤瘙痒
美托洛尔	β₁受体阻滞药	25～100mg,12 小时 1 次	C	胎儿心动过缓;胎盘阻力增高
氢氯噻嗪[1]	利尿、利钠	每天 6.25～12.5mg	B	大剂量影响胎盘血流
硝苯地平	抑制动脉平滑肌细胞钙内流	5～20mg,8 小时 1 次或缓释制剂 10～20mg,12 小时 1 次或控释制剂 30～60mg,每天 1 次	C	低血压
硫酸镁[2]	神经肌肉阻滞药,具有抑制钙离子内流的作用	5g 稀释至 20ml,静脉慢推 5 分钟,维持:每小时 1～2g。或 5g 稀释至 20ml,深部肌内注射,每 4 小时重复。总量:每天 25～30g	A	低血压、肌无力

(1)在胎盘循环已经降低的患者(先兆子痫或胎儿发育迟缓),应避免应用利尿药

(2)24 小时尿量<600ml;呼吸<16 次/分;腱反射消失,需及时停药

(3)妊娠安全分级。A:在有对照组的早期妊娠妇女中未显示对胎儿有危险,可能对胎儿的伤害极小;B:在动物生殖实验中并未显示对胎儿的危险,但无孕妇的对照组,或对动物生殖实验显示有不良反应,但在早孕妇女的对照组中并不能肯定其不良反应;C:在动物的研究中证实对胎儿有不良反应,但在妇女中无对照组或在妇女和动物研究中无可以利用的资料,药物仅在权衡对胎儿的利大于弊时给予

四、高血压伴病情稳定的脑卒中治疗

血压目标一般应达到＜140/90mmHg。常用的5种降压药物利尿药、钙通道阻滞药、血管紧张素转化酶抑制药、血管紧张素Ⅱ受体拮抗药及β受体阻滞药均能通过降压而发挥预防脑卒中或一过性缺血发作作用。利尿药及某些降压药物可能效果更好些。可选择单药或联合用药。

五、高血压伴稳定性心绞痛的治疗

1. β受体阻滞药 此类药物是治疗稳定性冠心病的基石，可改善心绞痛症状。糖尿病患者应用此类药物时应注意此药有可能掩盖低血糖的肾上腺素能兴奋的症状。

2. 其他药物 如果有β受体阻滞药药物的禁忌证，可代之以二氢吡啶类钙通道阻滞药，尤其长效的制剂或长效的非二氢吡啶类钙通道阻滞药，这些药同样有效。

六、高血压合并心力衰竭的治疗

对伴有心力衰竭的患者可选用血管紧张素转化酶抑制药或血管紧张素Ⅱ受体拮抗药、醛固酮受体拮抗药、交感神经系统阻滞药及β受体阻滞药等均对长期预后有益。高血压伴心力衰竭患者通常需合用2种或3种降压药物。在应用利尿药消除体内过多潴留液体，在使患者处于"干重"状态后，β受体阻滞药加血管紧张素转化酶抑制药或血管紧张素Ⅱ受体拮抗药可发挥协同的有益作用，称之为优化组合。

七、高血压所致肾损害的降压治疗

(一)高血压所致肾损害的降压治疗

高血压患者如出现肾损害的早期表现，如微量蛋白尿或肌酐水平轻度升高，在能够耐受的情况下应将血压降至130/80mmHg以下，必要时在包括一种血管紧张素转化酶抑制药或血管紧张素Ⅱ受体拮抗药类的同时应用2～3种降压药物。

(二)高血压伴慢性肾病的降压治疗

目标血压应控制在130/80mmHg以下，血管紧张素转化酶抑制药或血管

141

紧张素Ⅱ受体拮抗药类对于高血压伴肾病患者,尤其有蛋白尿患者,应作为首选。如不能达标可加用长效钙通道阻滞药和利尿药。若肾功能显著受损如血肌酐$\geqslant 265\mu mol/L(3mg/dl)$,或肾小球滤过率每分钟低于$30ml/1.73m^2$或有大量蛋白尿,此时宜首先选用二氢吡啶类钙通道阻滞药,噻嗪类利尿药可改用襻利尿药。

八、高血压合并糖尿病的降压治疗

一般目标血压应控制在$130/80mmHg$以下,老年或伴严重冠心病的糖尿病患者血压目标是$<140/90mmHg$。在血压$\geqslant 140/90mmHg$的患者,应在非药物治疗的基础上立即给予药物治疗;伴微量白蛋白尿的患者,应该直接使用药物治疗。首先考虑应用血管紧张素转化酶抑制药或血管紧张素Ⅱ受体拮抗药,对肾有保护作用,且有改善糖、脂代谢的益处;当需联合用药时,应以血管紧张素转化酶抑制药或血管紧张素Ⅱ受体拮抗药为基础。亦可应用利尿药、β受体阻滞药或二氢吡啶类钙通道阻滞药。利尿药和β受体阻滞药宜小剂量使用;糖尿病合并高尿酸血症者,应慎用利尿药;反复低血糖发作者,慎用β受体阻滞药,以免掩盖低血糖症状。有前列腺肥大且血压控制不佳者可用α受体阻滞药。血压达标通常需要2种或2种以上的药物联合治疗。

九、代谢综合征所致高血压的处理

代谢综合征是指人体的蛋白质、脂肪、糖类等物质发生代谢紊乱的病理状态,是一组复杂的代谢紊乱综合征,是导致糖尿病心脑血管疾病的危险因素。其具有以下特点:①多种代谢紊乱集于一身,包括肥胖、高血糖、高血压、血脂异常、高血黏、高尿酸、高脂肪肝发生率和高胰岛素血症,这些代谢紊乱是心、脑血管病变以及糖尿病的病理基础。可见糖尿病不是一个孤立的病,而是代谢综合征的组成部分之一。②有共同的病理基础,目前多认为它们的共同原因就是肥胖尤其是中心性肥胖所造成的胰岛素抵抗和高胰岛素血症。③可造成多种疾病增加,如高血压、冠心病、脑卒中、甚至某些癌症,包括与性激素有关的乳腺癌、子宫内膜癌、前列腺癌,以及消化系统的胰腺癌、肝胆癌、结肠癌等。④有共同的预防及治疗措施,防治一种代谢紊乱,也就有利于其他代谢紊乱的防治。

由于代谢综合征中的每一种成分都是心血管病的危险因素,它们的联合作用更强,所以有人将代谢综合征称为"死亡四重奏"(中心性肥胖、高血糖、高三酰甘油血症和高血压),要求进行生活方式的干预(如减轻体重、增加体育锻炼和精神协调),降血糖、调脂和抗高血压治疗都同等重要。所以所有的治疗都应围绕降低各种危险因素,而不是单纯降低某一危险。包括有效减轻体重;减轻胰岛素抵抗;良好控制血糖;改善脂代谢紊乱,控制血压等。

(一)减轻体重

任何肥胖伴糖尿病的患者均需减肥。主要通过饮食和生活方式的改变及必要的药物。研究表明,要使肥胖者体重长期降至正常的可能性较小。减肥的目标是至少使体重持久降低 5%～15%。

1. 饮食调节　控制总热卡量,减低脂肪摄入。对于 25≤BMI≤30 者,给予每日 5021kJ(1200kcal)低热量饮食,使体重控制在合适范围。

2. 运动锻炼　提倡每日进行轻至中等强度体力活动 30 分钟,如骑自行车、擦地板、散步、跳舞等。

3. 减肥药物　如西布曲明(Sibutramine),可抑制去甲肾上腺素和 5-羟色胺再摄取,减少摄食,减轻体重。常规用药量是每日 5～15mg。奥利司他(Orlistat),可通过抑制胃肠道胰脂肪酶,减少脂肪的吸收,每次 120mg,每日 3 次。

(二)减轻胰岛素抵抗

在减肥和运动外,二甲双胍和过氧化物酶增殖物激活受体 γ(PPARγ)激动药即噻唑烷二酮类物(TZDs)都是临床常用的增加胰岛素敏感性的药物,但是两者治疗代谢综合征的作用机制存在很大差异。

1. 作用机制不同　TZDs 对代谢综合征的作用部位是脂肪组织,它通过逆转肥胖体内游离脂肪含量下降近 50%。二甲双胍主要作用于肝和肌肉。二甲双胍可以明显减少肝葡萄糖的输出和糖异生。

2. 体重的影响有很大差别　荟萃分析显示,TZDs 使用后体重增加 4%～6%,而二甲双胍却使体重明显下降。而且二甲双胍引起的体重减轻更大程度上是内脏脂肪的减少。有研究显示,二甲双胍治疗后,总体脂减少约 9%,皮下脂肪减少 7%,而内脏脂肪减少高达 15%。对新发糖尿病和心血管事件的预防作用也不同:大型临床研究的资料证实,二甲双胍干预治疗可以预防新发糖尿病(DPP 研究)和心血管事件(UKPDS 研究)的发生,而 TZDs 目前缺乏临床研究结果以证实其具有相似的作用。

（三）调整血脂

调脂治疗在代谢综合征中的作用也很重要，常见药物有贝特类和他汀类（HMG-CoA 还原酶抑制药）。

1. 贝特类　降低 TG，同时轻至中度降低 TC 及 LDL-C，升高 HDL-C。常用药物有非诺贝特、苯扎贝特、吉非罗齐。

2. 他汀类　降低胆固醇作用较强，轻度降低 TG 及增加 HDL-C 作用。常用药物有阿托伐他汀、洛伐他汀、辛伐他汀、普伐他汀和氟伐他汀等。

（四）降低血压

1. 据美国第七届高血压预防、监测、评估和治疗的全民委员会的报告（JNC7），对于收缩压≥140mmHg/舒张压≥90mmHg 的患者必须接受治疗。

2. 如果患者合并糖尿病，当收缩压≥130mmHg/舒张压≥80mmHg 时必须开始降压治疗。

特别说明

降压药物宜选用不影响糖和脂肪代谢者：

（1）首选血管紧张素转换酶抑制药（ACEI）和（或）血管紧张素Ⅱ受体拮抗药（ARB），尚可增加胰岛素敏感性。常用药物有卡托普利、依那普利、培哚普利、雷米普利、福辛普利等，均为每日 1 次用药。ARB 制剂有氯沙坦钾片（科素亚）、厄贝沙坦片（安博维）和缬沙坦胶囊（代文）。

（2）钙离子拮抗药宜选用长效者，常用药物有氨氯地平、非洛地平和硝苯定控释片。

（3）β受体阻滞药和噻嗪类利尿药剂量偏大时可影响糖耐量及增加胰岛素抵抗，升高 TC 和 TG。